中医调养膏方丛书

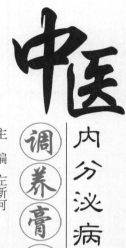

丛书主编 巴元明

中医内分泌病证调养膏方

主编 左新河

副主编 陈继东 华 川 喻秀兰

长江出版传媒

湖北科学技术出版社

图书在版编目（ＣＩＰ）数据

中医内分泌病证调养膏方 / 左新河主编. -- 武汉 ：
湖北科学技术出版社，2021.8
　（中医调养膏方丛书 / 巴元明主编）
　ISBN 978-7-5706-0950-5

　Ⅰ．①中… Ⅱ．①左… Ⅲ．①内分泌病－膏剂－方书
Ⅳ．①R289.51

　中国版本图书馆 CIP 数据核字(2020)第 233661 号

策　　　划：赵襄玲　兰季平　王小芳

责任编辑：张荔菲　　　　　　　　　　　封面设计：曾雅明

出版发行：湖北科学技术出版社　　　　　电话：027-87679468

地　　址：武汉市雄楚大街 268 号　　　　邮编：430070
　　　　　（湖北出版文化城 B 座 13-14 层）

网　　址：http：//www.hbstp.com.cn

印　　刷：武汉邮科印务有限公司　　　　邮编：430205

700×1000　　　　　　1/16　　　　　　17.75 印张　　　230 千字

2021 年 8 月第 1 版　　　　　　　　　　2021 年 8 月第 1 次印刷

定价：48.00 元

"中医调养膏方丛书"编委会

主　编　巴元明

编　委　（以姓氏笔画为序）

世界卫生组织（WHO）在《迎接21世纪的挑战》报告中指出："21世纪的医学，不应继续以疾病为主要研究对象，而应以人类健康作为医学研究的主要方向。"当今医学发展的趋势已由"以治病为目的的对高科技的无限追求"，转向"预防疾病与损伤，维持和提高健康水平"。对于我们每个人来说，健康是根本，是实现自我价值和社会价值的基石，拥有健康就拥有希望、拥有未来、拥有幸福，失去健康就失去了一切。随着医学目的和医学模式的转变，以及人们的健康意识进一步增强，"治未病"的理念与实践被提到前所未有的高度。

"治未病"是中医学重要的预防思想，体现了中医学先进和超前的医学理念，在几千年来的中医药防治疾病实践中，始终焕发着活力和光辉。中医学理论奠基之作《黄帝内经》中有这样一段著名的论述："圣人不治已病治未病，不治已乱治未乱，此之谓也。"这里的"治"，并不单纯指治疗，还含有管理、治理、研究等内容。"治未病"的理念，重在指导人们做到防患于未然，平时就要防病，有了小病就要注意阻止其酿成大患，在病变来临之际要防止其进一步恶化，这样才能掌握健康的主动权，即所谓"消未起之祸，治未病之疾，医之于无事之前，不追于既逝之后"。

在中医学漫长的发展进程中，"治未病"实践一直贯穿始终，总结了大量的养生保健和预防疾病的方法及手段，具有鲜明的特色和显著的优势。历代医家均强调以养生为要务，认为养生保健是实现"治未病"的根本手段，"与其救疗于有疾之后，不若摄养于无疾之先"，形成了独具特色的中华养生文化。对此，英国学者李约瑟说："在世界文化当中，唯独中国人的养生学是其他民族所没有的。"在药物养生方面，从古至今亦积累了丰富的经验。我国最早的药物专著《神农本草经》中载有大量延缓衰老的药物。以后葛洪的《肘后备急方》、孙思邈的《备急千金要方》等，都载有许多益寿延年的方剂。

鉴于此，为确保本丛书质量，我们组织了编委会，分为 10 个分册出版，各分册主编都是该领域的权威和专家，编写人员也都是经验丰富的临床工作者。

我衷心地希望此丛书对广大读者能有所帮助，是为序。

　　膏方作为我国中医方剂中的一种经典剂型，从开始的宫廷进补养生秘方到近年来逐渐走入百姓家庭，其配伍、组成、制法、服法均随着历史的发展不断革新。膏方因其独特的剂型、温和的药性、显著的疗效逐渐被医生重视，近年来，膏方进入了高速发展阶段。全国范围内的中医院纷纷开设膏方门诊，举办膏方节，开展许多膏方文化活动，各具特色，百家争鸣。作为中医医生，我们有必要将膏方推向民间，让人们了解膏方、熟悉膏方，将其作为养生保健、治病防病的新手段！

　　《中医内分泌病证调养膏方》主要介绍了糖尿病、甲状腺疾病、高尿酸血症及痛风、骨质疏松症、肥胖、高脂血症等临床常见慢性病的膏方调治方法。每病下分列主要症状、中医病因病机、中医临床常见证型及膏方调治。详细说明了每个膏方的组成、制法、服法。读者通过阅读此书，能够全面地了解疾病，了解中医利用膏方辨证调治疾病的特色。

编者

2021 年 8 月

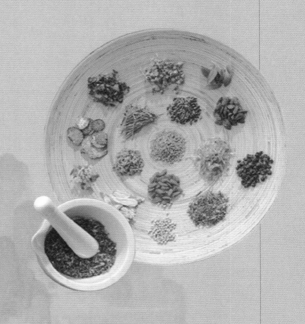

第一章

内分泌膏方
概述

中药有汤、丸、散、丹、膏等多种剂型，内服膏方是其中的一种类型，通常用以滋补强身、保养脏腑、祛除疾病、消除病痛，故又称之为膏滋。膏方是一种以中医理论为指导，辨体、辨病、辨证的个性化调理处方。通过滋养脏腑气血津液，调整人体阴阳平衡，以达到扶正祛邪、疗疾延衰的目的。因此，膏方具有滋补强身、抗衰延年、治病纠偏等多种作用。

制法是将数十味中药加水煎煮后，除去药渣，反复浓缩药液，缩小体积，再加胶性药物、糖和蜂蜜等熬成黏稠半固体状药膏，开水冲服。具有药物浓度高、体积小、稳定性好、便于服用等特点。膏方对于慢性疾病，如胃肠肝胆疾病、心脑血管疾病、呼吸道疾病、糖尿病、肾病等，都有很好的治疗和控制反复发作的作用。

中医进补，四季皆宜，但服用膏方，则以冬季为好。选择冬令时节进补是顺应自然的一种养生方法。《素问直解》："万物皆生于春，长于夏，收于秋，藏于冬，人亦应之。"在冬季补养，既可以及时补充人体的气血津液，抵御严寒的侵袭，又可使来年少生病或不生病，从而达到事半功倍之效。

运用膏方治疗糖尿病，临床取得很好疗效，可以缓解患者的临床症状，逐渐减少患者西药的使用剂量，协助平稳降血糖，使患者血糖控制在理想状态，并能减少此病并发症的产生。

哪些人群适宜膏方进补？

1. 无慢性病，但体质差，春夏或夏秋交替季节经常感冒者；基于中医体质辨识中体质偏差者；免疫、代谢等脏器功能减退的非疾病状态的中老年人。

2. 介于疾病和健康的临界状态，无器质性病变，但有一些各种

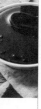

各样的不适感觉的亚健康人群。

3. 经过治疗后，病情稳定的慢性病患者，病机多虚实夹杂，阴阳寒热失调，可应用中医膏方攻补兼施。

4. 术后、出血后、大病重病（包括肿瘤）后，处于恢复期的体虚患者。

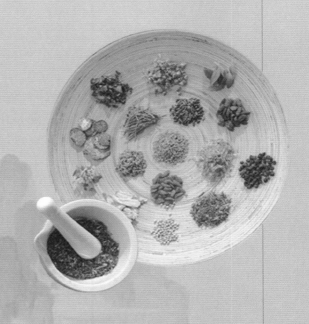

第二章

糖尿病
及慢性并发症调养膏方

糖尿病属中医"消渴"病的范畴，是由多种病因引起以慢性高血糖为特征的代谢紊乱。高血糖是由于胰岛素分泌或作用的缺陷，或者两者同时存在而引起的。除碳水化合物外，尚有蛋白质、脂肪代谢异常。现代中药药理研究表明，有很多中草药都具有不同程度的降糖作用。其作用机制为：修复和刺激 B 细胞并释放胰岛素、改善胰岛素抵抗、抑制糖原分解、促进糖原合成、抗氧化作用等，中药治疗糖尿病有其独特的优势。

治疗本病重在治肾。本病以阴虚为本，燥热为标。阴虚可生燥热，燥热易伤阴精。一般初病多以燥热为主，治疗重清热，兼滋阴；患病日久伤阴，治以补肾养阴。故膏方中用六味地黄丸的基本组成（生地黄、熟地黄、泽泻、山药、牡丹皮、山茱萸、茯苓）来滋阴补肾。另加用石斛、麦冬、芦根、五味子、南沙参、北沙参、玄参、天花粉、太子参起到清热生津养阴的作用。并加用制首乌、制黄精、枸杞子、炒杜仲、续断肉、炒狗脊、桑寄生来加强补肾之力。

糖尿病与遗传因素关系密切，遗传因素则显示先天不足（元气虚）。糖尿病患者多有疲倦乏力，乏力者，气虚也。糖尿病病久邪恋，往往导致气血两虚。故膏方中用八珍汤的基本组成（生晒参、茯苓、焦白术、生甘草、当归、川芎、白芍、生地黄、熟地黄）来益气补血。另外加用西洋参、太子参、党参、黄芪来加强补气之力。气虚则行血无力，血脉瘀阻，血黏度增高，微循环障碍，组织进一步缺血缺氧，日久便产生各个脏器功能失调，导致多种并发症的产生。现代研究表明，瘀血在糖尿病的发病中，既是发病因素，又是病理产物，可加重糖尿病患者的病情，并导致糖尿病并发症的发生。所以全国名老中医秦亮甫教授认为血瘀是糖尿病并发症的关键。故加用三棱、

中医
内分泌病证
调养膏方

莪术来行气破血化瘀，减少糖尿病并发症的产生。

　　糖尿病包括三大代谢紊乱：糖代谢紊乱、脂代谢紊乱、蛋白质代谢紊乱。故秦教授认为治疗糖尿病需要降糖，还需要降脂，并要利水治疗。常用桃树胶、天花粉、制黄精、枸杞子、山药，可以起到很好的降糖作用。另外膏方中泽泻、麦冬、何首乌、地黄、山茱萸、黄芪、白术、茯苓、玄参也有一定降糖作用。常用决明子、生山楂、炒莱菔子、茵陈，可以起到很好的降脂作用。另外膏方中制何首乌、泽泻、枸杞子也有一定降脂作用。茵陈还能起到促进代谢的作用，对降糖也有一定的帮助。常用茯苓皮、葫芦壳、泽泻、车前草（或炒车前子）、槟榔，可以起到很好的利水作用，必要时可以加用黑丑、白丑加强利水之力。另外膏方中芦根、黄芪、白术也有一定利水作用。利水治疗也同时可以起到降脂作用，从而可以降糖。高血压病和糖尿病往往互为因果，互相影响。临床研究发现，肥胖、高血压、糖尿病三者可在同一个人群中出现重叠现象。高血压与胰岛素抵抗相关，因此遇到糖尿病伴高血压病患者，控制好血压可以提高治疗糖尿病的效果。用罗布麻叶、天麻、石决明、钩藤、珍珠母平肝潜阳降压，用炒槐花、夏枯草清肝降压。另外炒槐花中含有丰富芦丁成分，可以起到很好降压效果。茺蔚子可以扩张血管起到降压作用。膏方中的利水药如茯苓皮、葫芦壳、泽泻、车前草（或炒车前子）等也可辅助降压。黄芩、杜仲、桑寄生也有一定降压作用。为防膏方中用药过于滋腻，助湿碍胃，致消化不良，故用焦谷芽、焦麦芽、焦山楂、焦鸡内金消食健胃化积。用砂仁、白蔻仁化湿行气，止呕止泻。辅料用阿胶补血滋阴润燥，用奎红枣补血调味，用核桃仁补肾。特别注意血糖高者，熬补膏时不用冰糖、饴糖、蜂蜜、桂圆肉，可用元贞糖或木糖醇代替，减少奎红枣的用量或者不用（一般非糖尿病患者奎红枣用到 500g，糖尿病患者根据情况适当减少用量）。糖尿病患者平时应注意饮食控制，忌烟酒、辛辣刺激、油腻之品，适量运动，定期随访血糖。综上所述，运用膏方治疗糖尿病的思路独特，

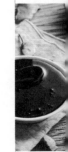

用六味地黄丸来滋阴补肾，八珍汤来益气补血，加强清热生津养阴、行气破血化瘀、降糖、降脂、利水，辅以消食健胃化积、化湿行气，伴有高血压病的患者注意积极控制血压。秦教授认为治疗糖尿病的关键是：降糖必须降脂，理脾（胰）还需节食。此法疗效显著，值得临床借鉴。

一、糖尿病

糖尿病是一组以高血糖为特征的代谢性疾病。高血糖则是由于胰岛素分泌缺陷或其生物作用受损，或两者兼有引起。糖尿病时长期存在的高血糖，导致各种组织，特别是眼、肾、心脏、血管、神经的慢性损害、功能障碍。本病属于中医学的"消渴"范畴。

1. 临床表现

（1）症状：多饮、多尿、多食和消瘦。严重高血糖时出现典型的"三多一少"症状，多见于1型糖尿病。发生酮症或酮症酸中毒时"三多一少"症状更为明显。疲乏无力，肥胖多见于2型糖尿病。2型糖尿病发病前常有肥胖，若得不到及时诊断，体重会逐渐下降。

（2）体征：糖尿病患者无明显特异性的体征，主要根据患者的原发病及控制情况、肾功能损害、并发症、生活方式的调节等不同而表现各异，如水肿、高血压、皮肤改变等。

2. 理化检查

（1）尿液检查

尿糖常为阳性。血糖浓度超过肾糖阈（160～180mg/dL）时尿糖为阳性。肾糖阈增高时，即使血糖达到糖尿病标准，诊断结果也可能呈阴性。因此，尿糖测定不作为诊断标准。酮症或酮症酸中毒时尿酮体阳性。放射免疫分析法或酶联免疫吸附试验可灵敏地检出尿白蛋白排泄率，早期糖尿病肾病尿白蛋白可轻度升高。

（2）血液检查

血糖是诊断糖尿病的唯一标准。有明显"三多一少"症状者，

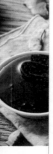

只要检测出一次异常血糖值即可诊断。无症状者诊断糖尿病需要两次异常血糖值。可疑者需做 75g 葡萄糖耐量试验。

糖基化血红蛋白（HbA1c）是葡萄糖与血红蛋白非酶促反应结合的产物，反应不可逆，HbA1c 水平稳定，可反映取血前 3 个月的平均血糖水平，是判断血糖控制状态最有价值的指标。

糖化血清蛋白是血糖与人血白蛋白非酶促反应结合的产物，反映取血前 1～3 周的平均血糖水平。

血清胰岛素和 C 肽水平反映胰岛 β 细胞的储备功能。2 型糖尿病早期或肥胖型糖尿病血清胰岛素正常或增高，随着病情的发展，胰岛功能逐渐减退，胰岛素分泌能力下降。

血脂糖尿病患者常见血脂异常，在血糖控制不良时尤为明显。表现为三酰甘油、总胆固醇、低密度脂蛋白胆固醇水平升高，高密度脂蛋白胆固醇水平降低。

免疫指标胰岛细胞抗体（ICA）、胰岛素自身抗体（IAA）和谷氨酸脱羧酶（GAD）抗体是 1 型糖尿病体液免疫异常的 3 项重要指标，其中以 GAD 抗体阳性率高，持续时间长，对 1 型糖尿病的诊断价值大。在 1 型糖尿病的一级亲属中也有一定的阳性率，有预测 1 型糖尿病的意义。

3. 辨证膏方

本病为本虚标实，正虚为本，邪实为标；以正虚为纲，邪实为目。临床辨证分类以正虚为主，治疗多采用扶正与祛邪兼顾，标本同治。但应分清标本主次，轻重缓急。治本是根本措施，应贯穿在全过程中，治标可在某一阶段突出，时间宜短。因此，保护肾气和其他内脏功能，调节阴阳平衡，始终是治疗糖尿病的基本原则。

膏方一：肾阴亏虚症

【症候】 神疲乏力，双眼视物模糊，腰背酸痛。胃纳可，二便尚调，夜寐尚安。脉缓略滑，舌质嫩红，中裂，苔少。

【治法】 补肾养阴生津。

【组成】 西洋参100g（另煎汁收膏和入），生晒参150g（另煎汁收膏和入），南沙参300g、北沙参300g、太子参300g、党参300g、生黄芪300g、茯神150g、焦白术100g、生甘草30g、当归100g、川芎100g、生白芍200g、生地黄200g、熟地黄200g、泽泻100g、山药300g、牡丹皮60g、山茱萸150g、枸杞子250g、制黄精300g、制首乌300g、炒杜仲300g、贯断肉60g、炒狗脊150g、焦谷芽100g、焦麦芽100g、焦山楂100g、焦鸡内金100g、砂仁（后下）30g、白莲仁（后下）30g、石斛300g、麦冬150g、玄参100g、芦根100g、菊花150g、密蒙花150g、青葙子150g、槟榔60g、茯苓皮60g、葫芦壳60g、三棱60g、莪术60g、炒莱菔子300g、陈皮100g、阿胶300g（收膏时用），木糖醇200g（收膏时用），红枣100g、核桃肉150g。

【图解】

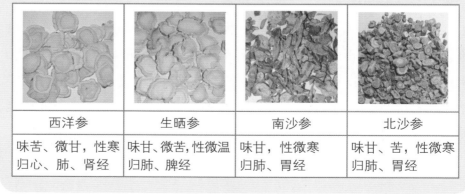

西洋参	生晒参	南沙参	北沙参
味苦、微甘，性寒 归心、肺、肾经	味甘、微苦,性微温 归肺、脾经	味甘，性微寒 归肺、胃经	味甘、苦，性微寒 归肺、胃经

中医 内分泌病证 调养膏方

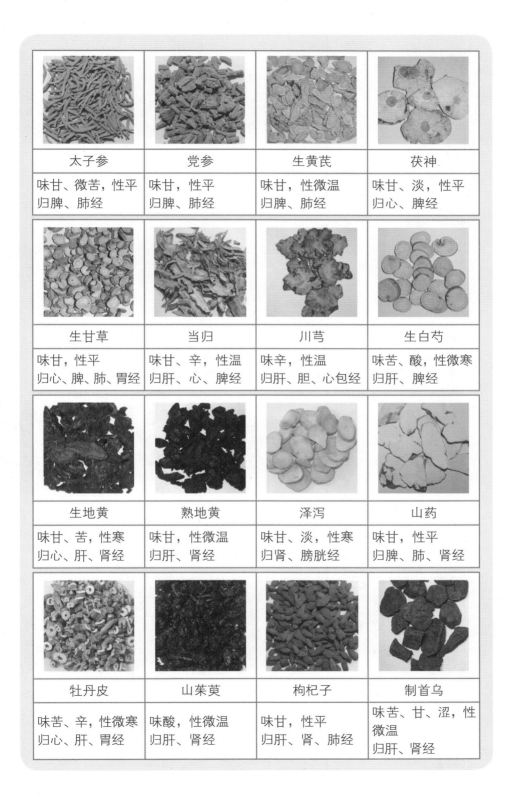

太子参	党参	生黄芪	茯神
味甘、微苦，性平 归脾、肺经	味甘，性平 归脾、肺经	味甘，性微温 归脾、肺经	味甘、淡，性平 归心、脾经
生甘草	当归	川芎	生白芍
味甘，性平 归心、脾、肺、胃经	味甘、辛，性温 归肝、心、脾经	味辛，性温 归肝、胆、心包经	味苦、酸，性微寒 归肝、脾经
生地黄	熟地黄	泽泻	山药
味甘、苦，性寒 归心、肝、肾经	味甘，性微温 归肝、肾经	味甘、淡，性寒 归肾、膀胱经	味甘，性平 归脾、肺、肾经
牡丹皮	山茱萸	枸杞子	制首乌
味苦、辛，性微寒 归心、肝、胃经	味酸，性微温 归肝、肾经	味甘，性平 归肝、肾、肺经	味苦、甘、涩，性微温 归肝、肾经

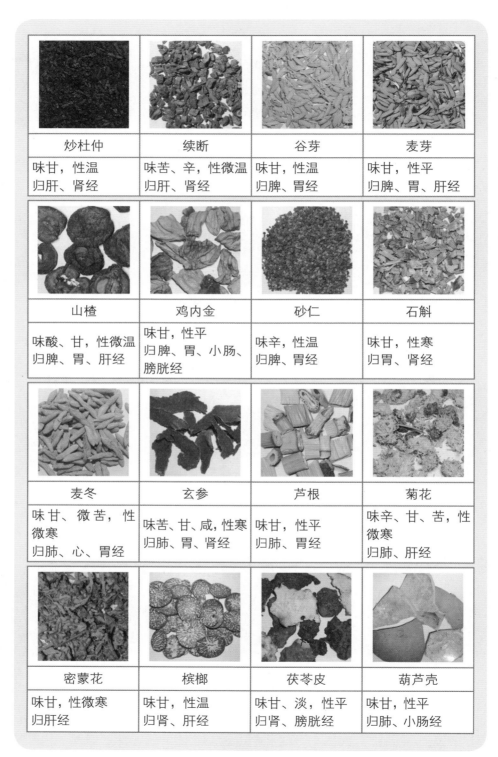

炒杜仲	续断	谷芽	麦芽
味甘，性温 归肝、肾经	味苦、辛，性微温 归肝、肾经	味甘，性温 归脾、胃经	味甘，性平 归脾、胃、肝经
山楂	鸡内金	砂仁	石斛
味酸、甘，性微温 归脾、胃、肝经	味甘，性平 归脾、胃、小肠、膀胱经	味辛，性温 归脾、胃经	味甘，性寒 归胃、肾经
麦冬	玄参	芦根	菊花
味甘、微苦，性微寒 归肺、心、胃经	味苦、甘、咸，性寒 归肺、胃、肾经	味甘，性平 归肺、胃经	味辛、甘、苦，性微寒 归肺、肝经
密蒙花	槟榔	茯苓皮	葫芦壳
味甘，性微寒 归肝经	味甘，性温 归肾、肝经	味甘、淡，性平 归肾、膀胱经	味甘，性平 归肺、小肠经

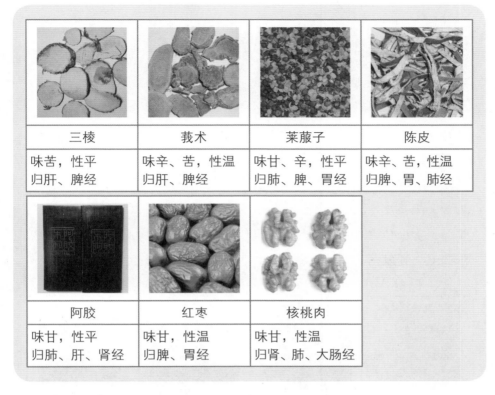

三棱	莪术	莱菔子	陈皮
味苦，性平 归肝、脾经	味辛、苦，性温 归肝、脾经	味甘、辛，性平 归肺、脾、胃经	味辛、苦，性温 归脾、胃、肺经

阿胶	红枣	核桃肉
味甘，性平 归肺、肝、肾经	味甘，性温 归脾、胃经	味甘，性温 归肾、肺、大肠经

【制法】 熬膏不用酒，按传统方法熬膏滋。

【功效】 补肾养阴生津。

【用法】 每日早晚各服一匙，开水冲服。

【注意事项】 如有感冒发热、伤食、泄泻等，应暂停服用，愈后再服。

膏方二：肝阳上亢，肾阴亏虚

【症候】 偶有头晕。大便偏干，欠畅，小便尚调，腰酸，双耳听力减退，乏力，胃纳可，夜寐尚安。脉弦实，舌质偏红，中裂，苔少。

【组成】 西洋参100g（另煎汁收膏和入），南沙参300g、北沙参300g、太子参300g、党参300g、生黄芪300g、茯神150g、焦白术100g、生甘草60g、当归100g、川芎100g、炒白芍100g、

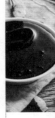

生地黄 150g、熟地黄 150g、泽泻 100g、山药 300g、牡丹皮 60g、山茱萸 100g、枸杞子 150g、制黄精 200g、制首乌 300g、炒杜仲 300g、贯断肉 60g、炒狗脊 150g、焦谷芽 100g、焦麦芽 100g、焦山楂 100g、焦鸡内金 100g、砂仁（后下）30g、白蔻（后下）30g、石斛 100g、麦冬 150g、芦根 100g、五味子 100g、黄芩 30g、桑寄生 60g、夏枯草 150g、罗布麻叶 300g、天麻 200g、石决明 300g、钩藤 200g、珍珠母 300g、茺蔚子 300g、炒槐花 300g、车前草 300g、茯苓皮 150g、葫芦壳 150g、三棱 100g、莪术 100g、决明子 300g、生山楂 100g、炒莱菔子 300g、茵陈 300g、桃仁 100g、阿胶 300g（收膏时用），元贞糖 200g（收膏时用），奎红枣 100g。

【图解】

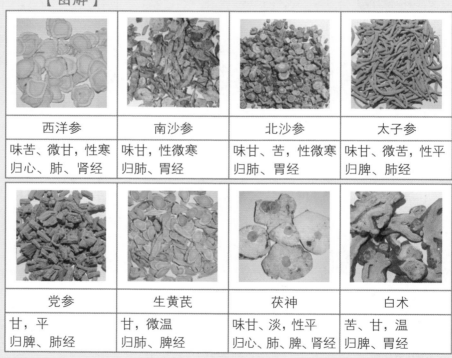

西洋参	南沙参	北沙参	太子参
味苦、微甘，性寒 归心、肺、肾经	味甘，性微寒 归肺、胃经	味甘、苦，性微寒 归肺、胃经	味甘、微苦，性平 归脾、肺经
党参	生黄芪	茯神	白术
甘，平 归脾、肺经	甘，微温 归肺、脾经	味甘、淡，性平 归心、肺、脾、肾经	苦、甘，温 归脾、胃经

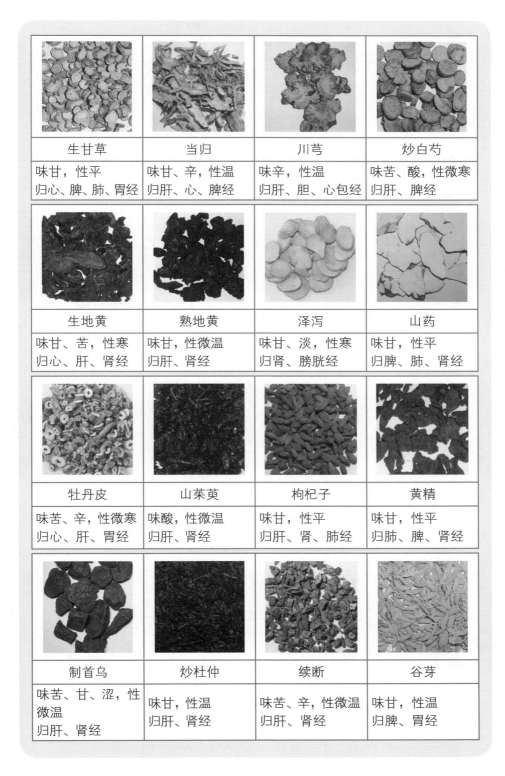

生甘草	当归	川芎	炒白芍
味甘，性平 归心、脾、肺、胃经	味甘、辛，性温 归肝、心、脾经	味辛，性温 归肝、胆、心包经	味苦、酸，性微寒 归肝、脾经
生地黄	熟地黄	泽泻	山药
味甘、苦，性寒 归心、肝、肾经	味甘，性微温 归肝、肾经	味甘、淡，性寒 归肾、膀胱经	味甘，性平 归脾、肺、肾经
牡丹皮	山茱萸	枸杞子	黄精
味苦、辛，性微寒 归心、肝、胃经	味酸，性微温 归肝、肾经	味甘，性平 归肝、肾、肺经	味甘，性平 归肺、脾、肾经
制首乌	炒杜仲	续断	谷芽
味苦、甘、涩，性微温 归肝、肾经	味甘，性温 归肝、肾经	味苦、辛，性微温 归肝、肾经	味甘，性温 归脾、胃经

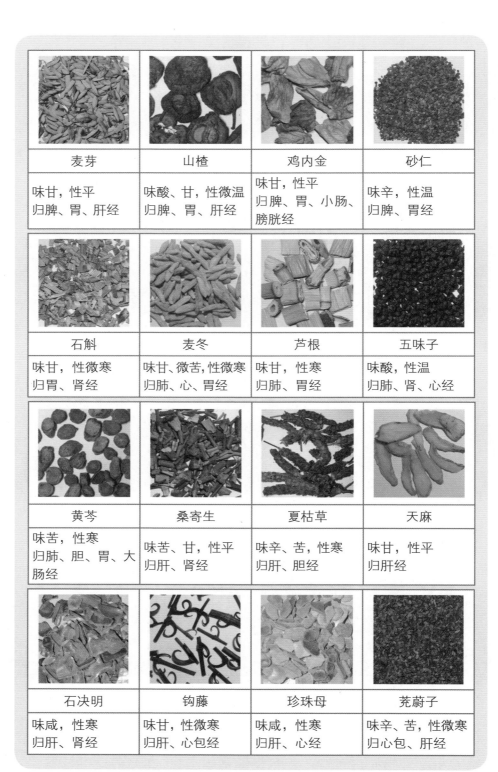

麦芽	山楂	鸡内金	砂仁
味甘，性平 归脾、胃、肝经	味酸、甘，性微温 归脾、胃、肝经	味甘，性平 归脾、胃、小肠、膀胱经	味辛，性温 归脾、胃经
石斛	麦冬	芦根	五味子
味甘，性微寒 归胃、肾经	味甘、微苦，性微寒 归肺、心、胃经	味甘，性寒 归肺、胃经	味酸，性温 归肺、肾、心经
黄芩	桑寄生	夏枯草	天麻
味苦，性寒 归肺、胆、胃、大肠经	味苦、甘，性平 归肝、肾经	味辛、苦，性寒 归肝、胆经	味甘，性平 归肝经
石决明	钩藤	珍珠母	茺蔚子
味咸，性寒 归肝、肾经	味甘，性微寒 归肝、心包经	味咸，性寒 归肝、心经	味辛、苦，性微寒 归心包、肝经

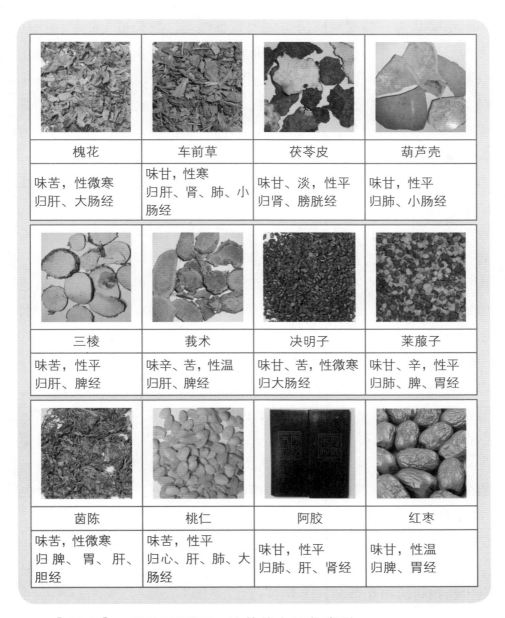

槐花	车前草	茯苓皮	葫芦壳
味苦，性微寒 归肝、大肠经	味甘，性寒 归肝、肾、肺、小肠经	味甘、淡，性平 归肾、膀胱经	味甘，性平 归肺、小肠经

三棱	莪术	决明子	莱菔子
味苦，性平 归肝、脾经	味辛、苦，性温 归肝、脾经	味甘、苦，性微寒 归大肠经	味甘、辛，性平 归肺、脾、胃经

茵陈	桃仁	阿胶	红枣
味苦，性微寒 归脾、胃、肝、胆经	味苦，性平 归心、肝、肺、大肠经	味甘，性平 归肺、肝、肾经	味甘，性温 归脾、胃经

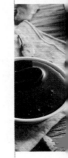

【制法】　熬膏不用酒，按传统方法熬膏滋。

【功效】　平肝潜阳，补肾养阴。

【用法】　每日早晚各服一匙，开水冲服。

【注意事项】　如有感冒发热、伤食、泄泻等，应暂停服用，愈后再服。

中医认为，糖尿病病因与先天五脏虚弱，后天过食肥甘、少动多逸、形体肥胖等有关。中医辨证论治又将糖尿病分为阴虚热盛、气阴两虚、阴阳两虚等型，并有痰浊（湿）、瘀血、或有郁热等兼杂为患，涉及肺、胃、脾、肾、肝、心等脏腑虚实。故应用膏方调理糖尿病时，根据患者自身体质、病情，量体施方，补虚扶弱，治病纠偏，补中寓治，对糖尿病及其并发症、合并症的防治从整体入手，未病先防，发挥积极作用。由于膏方调理糖尿病，具有辨病、辨证的个体化治疗特点，需根据自身体质兼顾"疗疾"与"补虚"的特性，才能达到气血平衡、五脏通畅、人即安和的调理功效。故糖尿病患者选择膏方时，应到正规医院的专科门诊让医生根据自己的体质、病情量身定做适合自己的膏方，做到一人一方，切勿自行依照其他患者的膏方进补，切忌盲目滥补，不分虚实，补不得法。此外，糖尿病患者选择膏方进补时，还可以结合现代药理研究，选择一些具有调节血糖作用的药物，如葛根、知母、黄芪、苍术、地锦草、麦冬、山茱萸等；以及调节血脂的药物，如山楂、决明子、姜黄、泽泻、蒲黄等。膏方制作时常常需要加入各种糖类（如冰糖、白糖、红糖、饴糖、蜂蜜等）来矫味，改善口感，但糖尿病患者服用时须考虑糖类对血糖的影响，可在膏方制作时以适量甜味剂来替代，如木糖醇、甜菊糖、元贞糖等；对含糖较高的炙甘草、大枣、枣泥、龙眼肉也须适量使用。

4. 糖尿病患者服用膏方的注意事项

（1）服用膏方应选在饭后，且须与降糖药物间隔半小时，以免发生药物间的相互影响。

（2）服用膏方后有自觉不适，如腹胀纳差，舌苔厚腻等。可减量服用或配合运脾化湿之方服用。

（3）服用膏方后出现腹泻，明确是否为膏方过于滋腻或含有通便药物，可减量服用，必要时暂时停服，暂以健脾助运之药调养。

（4）服用膏方后出现上火现象，如面赤、鼻出血、咽痛、便秘等，明确是否为膏方过于温燥所致，可减量服用或以清热泻火中药煎汤代饮，冲服膏方。

（5）特殊体质的人群，如发生过敏症状（如皮疹、瘙痒等）或有肝损害（如食欲减退、黄疸、肝功能异常等），要立即停药，并进行相应诊疗。

（6）服药时感冒。或突发其他急性疾病，要暂停服用膏方，待康复后继续服用。

（7）膏方与原有的糖尿病治疗方案并不冲突，也不能代替原有的降糖治疗。选择膏方治疗的糖尿病患者切勿自行停止服用降糖药物。

（8）在服用膏方期间，糖尿病患者可加强监测血糖。通过膏方调理，使血糖降低后，可在专科医生的指导下，相应减少降糖药物的药量。

（9）服用膏方一般不应与牛奶、茶水同服；应用人参类膏方者一般需禁食萝卜；服含首乌类膏方者不宜食猪、羊血及铁剂等。

（10）脾虚消化功能不佳者，或有明显消化道症状者，必要时可配合助运健脾之药。

（11）来年进行膏方进补时，应到专科门诊。由医生根据自身体质、病情变化重新定做膏方。

二、糖尿病肾病

糖尿病肾病（Diabetic Nephropathy，DN），又称糖尿病性肾小球硬化症，是以进行性蛋白尿、高血压和进行性肾衰竭为特征的一组临床综合征，是糖尿病最重要的慢性微血管并发症之一。主要特点以肾小球血管受损、肾小球硬化、肾小球形成结节性病变，临床常称为糖尿病肾病。临床上以肾小球滤过率增高、蛋白尿、肾病综合征、高血压、肾功能不全为主要临床表现；以水肿、多尿或少尿、腰痛、乏力，甚则呕吐、尿闭为主要症状。本病属于中医学的"水肿""水病""肾消""虚劳""尿浊""关格"等范畴，近代医家有以"消渴病肾病""消渴病尿浊""消渴病水肿""消渴病虚劳""消渴病关格"称之。

1. 临床表现

（1）症状：本病早期除糖尿病症状外，一般缺乏肾脏损害的典型症状。临床期糖尿病肾病患者可出现水肿、腰酸腿软、倦怠乏力、头晕耳鸣等症状；肾病综合征的患者可伴有高度水肿、少尿甚至无尿等症状；肾功能不全氮质血症的患者，可见纳差，甚则恶心呕吐、手足抽搐；后期肾功能衰竭可出现皮肤瘙痒、贫血、乏力等相关症状；合并心功能衰竭可出现胸闷、憋气，甚则喘憋不能平卧等。

（2）体征：早期无明显体征；临床期糖尿病肾病阶段，患者可出现不同程度水肿、面色㿠白、爪甲色淡、胸腔积液、腹水，甚至肾病综合征、高血压等；糖尿病肾病后期出现肾功能衰竭，可出现典型的糖尿病肾病"三联征"，即蛋白尿、水肿和高血压。

另外，临床上糖尿病肾病多合并有糖尿病视网膜病变，二者同为糖尿病微血管病变，出现肾病综合征者几乎都伴有糖尿病视网膜病变，因此糖尿病眼底改变往往可以反映糖尿病肾损害的情况。

2. 理化检查

（1）尿液检查

尿微量白蛋白：糖尿病肾病初期尿白蛋白排泄率（UAER）正常，或表现为间断性微量蛋白尿；早期糖尿病肾病患者出现尿白蛋白排泄率增加，表现为持续性蛋白尿，UAER 在 20～200μg；进入临床期糖尿病肾病，尿白蛋白逐渐增多，UAER ＞ 200μg，甚至 UAER ＞ 300μg，表现为大量白蛋白尿。

24h 尿蛋白定量：早期糖尿病肾病尿蛋白定量＜ 0.5g；临床期糖尿病肾病尿蛋白定量＞ 0.5g。

尿常规：早期糖尿病肾病无明显尿蛋白异常，其后可有间歇性微量蛋白尿出现，临床期可有持续性微量甚至大量蛋白尿。

（2）外周血检查：糖尿病肾病肾功能不全可出现血红蛋白降低。

（3）血生化检查：临床期及晚期糖尿病肾病可见肾功能不全，

出现血肌酐、尿素氮升高。

（4）影像学检查：包括 B 超、CT、MRI、X 线摄片等，早期肾脏体积增大。

（5）肾活检：早期电镜病理可见肾小球无明显细胞增生，仅系膜基质弥漫性增宽及 GBM 广泛增厚，后期可出现 Kimmelstiel-Wilson 结节。

3. 辨证膏方

本病病机为素体肾虚、饮食失宜、情志郁结，或失治、误治，日久迁延以致耗气伤阴，五脏受损，夹痰、热、郁、瘀、浊、毒等，本病基本病机特点为本虚标实，本虚为气（脾肾气虚）阴（肝肾阴虚）两虚，标实为湿浊血瘀内停，所及脏腑以肾、肝、脾为主，病程较长，兼证、变证蜂起。

其病机演变和症状特征分为三个阶段：

发病初期：主要病机是消渴病阴虚燥热，日久不愈，病情发展，脾不固精，精微渗漏，伤阴耗气，而致气阴两虚、肾气不固，可见神疲乏力，气短懒言，咽干口燥，尿频尿多，或少尿浮肿。气阴不足日久，损及肝肾，致肝肾阴精亏损，故见腰膝酸软、口干眼燥，精血不能上承，头目失养，则见头昏，视物不清等。

病变进展期：主要病机是在早期气阴两虚，血脉瘀阻基础上，病情进一步发展，肾元进一步受损，气虚及血，阴损及阳，而致气血俱虚，脾肾阳虚，血脉瘀阻进一步加重，"血不利则为水"，而致痰湿血瘀互结。脾肾阳虚，水湿潴留，泛溢肌肤，则面足水肿，甚则胸腔积液、腹水；阳虚不能温煦四末，则畏寒肢冷。

病变晚期：主要病机为肾体劳衰，肾气失司，浊毒内停，五脏受损，气血阴阳衰败。患者体内产生一系列的"虚证"和一系列的"实证"，虚实夹杂，病情危重复杂，变证丛生。

以下应用中药膏方辨证论治糖尿病肾病：分为主证、兼证、变证。

主证：

（1）气阴两虚症

【症候】　神疲乏力，气短懒言，咽干口燥，渴喜饮水，手足心热，自汗，头晕多梦，心悸不宁，尿频尿多，尿浊，大便干结，或先干后稀，舌体瘦薄，质红或淡红，苔少而干，脉沉细无力。

【治法】　益气养阴。

膏方：参芪地黄丸

【来源】　此方源于沈金鳌的《沈氏尊生书》。

【组成】　党参150g、黄芪150g、熟地黄150g、丹皮100g、泽泻150g、茯苓150g、淮山药150g、山茱萸150g。

【图解】

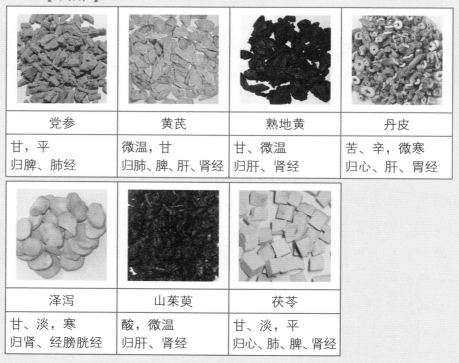

党参	黄芪	熟地黄	丹皮
甘，平 归脾、肺经	微温，甘 归肺、脾、肝、肾经	甘，微温 归肝、肾经	苦、辛，微寒 归心、肝、胃经

泽泻	山茱萸	茯苓
甘、淡，寒 归肾、经膀胱经	酸，微温 归肝、肾经	甘、淡，平 归心、肺、脾、肾经

【制法】　药加水煎煮3次，滤汁去渣，加热浓缩成膏（辅料一般不用冰糖与白糖，可选用木糖醇、甜菊糖等），再将阿胶加适

量黄酒浸泡后隔水炖烊，冲入清膏和匀收膏即成。

【功效】　益气养阴，活血利水。

【用法】　每次 10 ~ 15g，每日两次，用温开水冲服。

【注意事项】　在服膏方期间，如因误食所忌饮食，常能使膏方的疗效降低，或引起不良反应；应忌食生萝卜，因萝卜是破气消导之品。膏方不宜用茶水冲饮。急性病如发热、腹泻期间停服膏方。

（2）肝肾阴虚症

【症候】　尿频量多，混浊如膏，头晕头痛，眩晕耳鸣，急躁易怒，面红目赤，五心烦热，口干，腰膝酸痛，两目干涩，舌红，苔少或薄黄，脉细数。

【治法】　滋补肝肾。

膏方：杞菊归芍地黄膏

【来源】　此方来源于《医级》《症因脉治》。

【组成】　枸杞子 200g、菊花 100g、黄芪 150g、熟地黄 150g、丹皮 100g、泽泻 150g、茯苓 150g、淮山药 150g、山茱萸 150g、当归 150g、白芍 100g。

【图解】

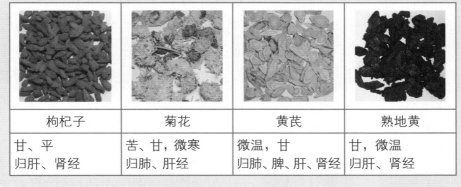

枸杞子	菊花	黄芪	熟地黄
甘、平 归肝、肾经	苦、甘，微寒 归肺、肝经	微温，甘 归肺、脾、肝、肾经	甘，微温 归肝、肾经

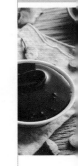

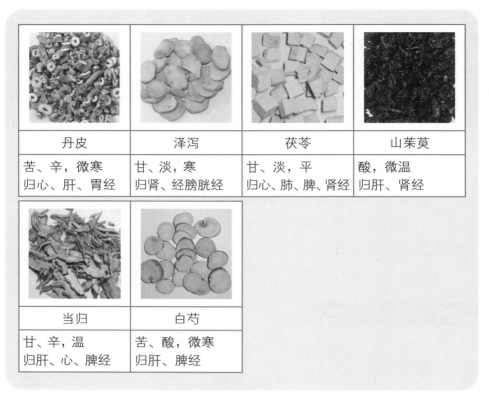

丹皮	泽泻	茯苓	山茱萸
苦、辛，微寒 归心、肝、胃经	甘、淡，寒 归肾、经膀胱经	甘、淡，平 归心、肺、脾、肾经	酸，微温 归肝、肾经

当归	白芍
甘、辛，温 归肝、心、脾经	苦、酸，微寒 归肝、脾经

【制法】　以上药加水煎煮3次，滤汁去渣，加热浓缩成膏（辅料一般不用冰糖与白糖，可选用木糖醇、甜菊糖等），再将阿胶加适量黄酒浸泡后隔水炖烊，冲入清膏和匀收膏即成。

【功效】　滋补肝肾，清肝明目。

【用法】　每次 10 ~ 15g，每日两次，用温开水冲服。

【注意事项】　在服膏方期间，如因误食所忌饮食，常能使膏方的疗效降低，或引起不良反应；应忌食生萝卜，因萝卜是破气消导之品。膏方不宜用茶水冲饮。急性病如发热、腹泻期间停服膏方。

（3）气血两虚症

【症候】　尿浊，神疲乏力，气短懒言，面色淡白或萎黄，头晕目眩，唇甲色淡，心悸失眠，腰膝酸痛，舌淡脉弱。

【治法】　补气养血。

膏方：补气养血膏

【来源】 当归补血汤(《兰室秘藏》),合济生肾气丸(《济生方》)加减。

【组成】 黄芪200g、当归100g、炮附片150g、肉桂150g、熟地黄200g、山药150g、山茱萸150g、茯苓150g、丹皮150g、泽泻150g、牛膝150g。

【图解】

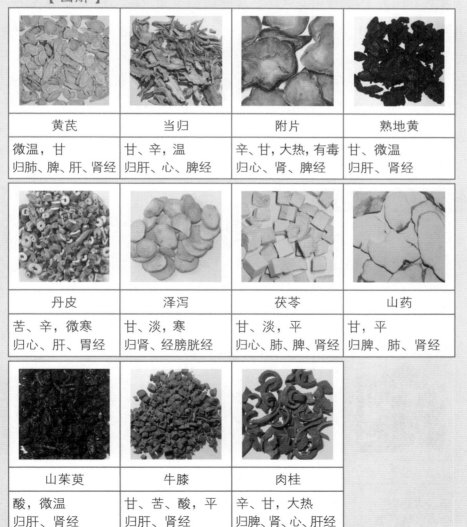

黄芪	当归	附片	熟地黄
微温，甘 归肺、脾、肝、肾经	甘、辛，温 归肝、心、脾经	辛、甘，大热，有毒 归心、肾、脾经	甘、微温 归肝、肾经
丹皮	泽泻	茯苓	山药
苦、辛，微寒 归心、肝、胃经	甘、淡，寒 归肾、经膀胱经	甘、淡，平 归心、肺、脾、肾经	甘，平 归脾、肺、肾经
山茱萸	牛膝	肉桂	
酸，微温 归肝、肾经	甘、苦、酸，平 归肝、肾经	辛、甘，大热 归脾、肾、心、肝经	

【制法】 药加水煎煮3次,滤汁去渣,加热浓缩成膏(辅料一般不用冰糖与白糖,可选用木糖醇、甜菊糖等),再将阿胶加适量黄酒浸泡后隔水炖烊,冲入清膏和匀收膏即成。

【功效】 温肾化气,补气生血。

【用法】 每次10~15g,每日两次,用温开水冲服。

【注意事项】 在服膏方期间,如因误食所忌饮食,常能使膏方的疗效降低,或引起不良反应;应忌食生萝卜,因萝卜是破气消导之品。膏方不宜用茶水冲饮。急性病如发热、腹泻期间停服膏方。阴虚潮热者慎用。

(4)脾肾阳虚症

【症候】 尿浊,神疲畏寒,腰膝酸冷,肢体浮肿,下肢尤甚,面色㿠白,小便清长或短少,夜尿增多,或五更泄泻,舌淡体胖有齿痕,脉沉迟无力。

【治法】 温肾健脾。

膏方:温肾健脾膏

【来源】 附子理中丸(《太平惠民和剂局方》),合真武汤(《伤寒论》)加减。

【组成】 制附子150g、党参200g、白术150g、干姜150g、甘草100g、茯苓150g、白芍150g。

【图解】

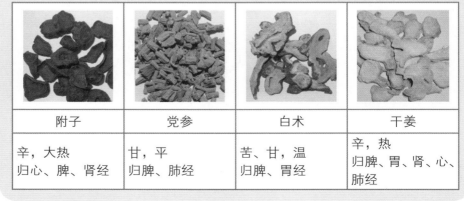

附子	党参	白术	干姜
辛,大热 归心、脾、肾经	甘,平 归脾、肺经	苦、甘,温 归脾、胃经	辛,热 归脾、胃、肾、心、肺经

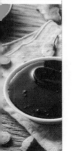

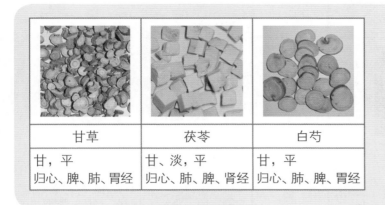

甘草	茯苓	白芍
甘，平 归心、脾、肺、胃经	甘、淡，平 归心、肺、脾、肾经	甘，平 归心、肺、脾、胃经

【制法】 药加水煎煮 3 次，滤汁去渣，加热浓缩成膏（辅料一般不用冰糖与白糖，可选用木糖醇、甜菊糖等），再将阿胶加适量黄酒浸泡后隔水炖烊，冲入清膏和匀收膏即成。

【功效】 温中健脾，温阳利水。

【用法】 每次 10～15g，每日两次，用温开水冲服。

【注意事项】 在服膏方期间，如因误食所忌饮食，常能使膏方的疗效降低，或引起不良反应；应忌食生萝卜，因萝卜是破气消导之品。膏方不宜用茶水冲饮。急性病如发热、腹泻期间停服膏方。

兼证

（1）肝阳上亢症

【症状】 兼见头晕头痛，口苦目眩，脉弦有力。

【治法】 镇肝熄风。

膏方：镇肝熄风膏

【来源】 镇肝熄风汤（《医学衷中参西录》）。

【组成】 怀牛膝 150g、生龙骨 150g、生牡蛎 150g、玄参 200g、代赭石 150g、白芍 150g、天门冬 150g、茵陈 150g、川楝子 100g、甘草 60g。

【图解】

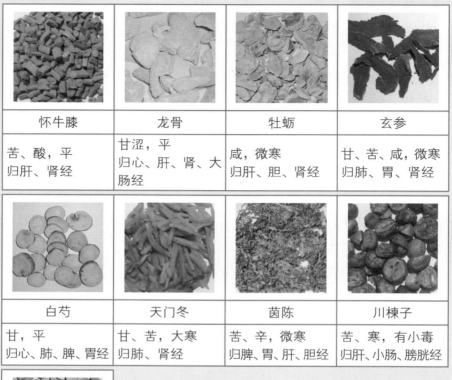

怀牛膝	龙骨	牡蛎	玄参
苦、酸，平 归肝、肾经	甘涩，平 归心、肝、肾、大肠经	咸，微寒 归肝、胆、肾经	甘、苦、咸，微寒 归肺、胃、肾经

白芍	天门冬	茵陈	川楝子
甘，平 归心、肺、脾、胃经	甘、苦，大寒 归肺、肾经	苦、辛，微寒 归脾、胃、肝、胆经	苦、寒，有小毒 归肝、小肠、膀胱经

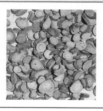

甘草
甘，平 归心、肺、脾、胃经

【制法】　药加水煎煮 3 次，滤汁去渣，加热浓缩成膏（辅料一般不用冰糖与白糖，可选用木糖醇、甜菊糖等），再将阿胶加适量黄酒浸泡后隔水炖烊，冲入清膏和匀收膏即成。

【功效】　镇肝熄风，滋阴潜阳。

【用法】　每次 10～15g，每日两次，用温开水冲服。

【注意事项】　在服膏方期间，如因误食所忌饮食，常能使膏方的疗效降低，或引起不良反应；应忌食生萝卜，因萝卜是破气消导之品。膏方不宜用茶水冲饮。急性病如发热、腹泻期间停服膏方。

（2）血瘀症

【症状】　舌色暗，舌下静脉迂曲，瘀点瘀斑，脉沉弦涩。

【治法】　活血化瘀。

膏方：益肾逐瘀膏

【来源】　《医林改错》卷上。

【组成】　当归 150g、川芎 100g、桃仁 100g、丹皮 150g、赤芍 150g、延胡索 150g、甘草 90g、香附 40g、红花 90g、枳壳 50g、丹参 150g。

【图解】

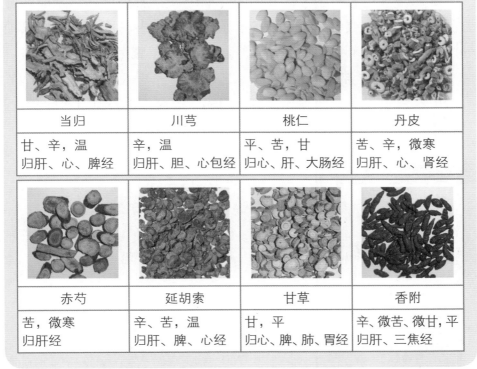

当归	川芎	桃仁	丹皮
甘、辛，温 归肝、心、脾经	辛，温 归肝、胆、心包经	平、苦，甘 归心、肝、大肠经	苦、辛，微寒 归肝、心、肾经
赤芍	延胡索	甘草	香附
苦，微寒 归肝经	辛、苦，温 归肝、脾、心经	甘，平 归心、脾、肺、胃经	辛、微苦、微甘，平 归肝、三焦经

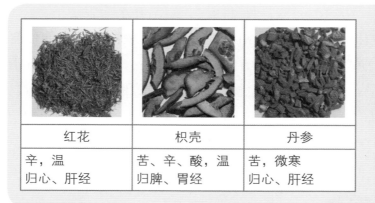

红花	枳壳	丹参
辛，温 归心、肝经	苦、辛、酸，温 归脾、胃经	苦，微寒 归心、肝经

【制法】 药加水煎煮3次，滤汁去渣，加热浓缩成膏（辅料一般不用冰糖与白糖，可选用木糖醇、甜菊糖等），再将阿胶加适量黄酒浸泡后隔水炖烊，冲入清膏和匀收膏即成。

【功效】 活血化瘀。

【用法】 每次10～15g，每日两次，用温开水冲服。

【注意事项】 在服膏方期间，如因误食所忌饮食，常能使膏方的疗效降低，或引起不良反应；应忌食生萝卜，因萝卜是破气消导之品。膏方不宜用茶水冲饮。急性病如发热、腹泻期间停服膏方。

（3）膀胱湿热症

【症状】 兼见尿频、急迫、灼热、涩痛，舌苔黄腻，脉滑数。

【治法】 清热利湿。

膏方：清热利湿膏

【来源】 八正散加减《太平惠民和剂局方》。

【组成】 车前子150g、瞿麦100g、扁蓄100g、滑石100g、木通100g、大黄100g、栀子100g、甘草100g。

【图解】

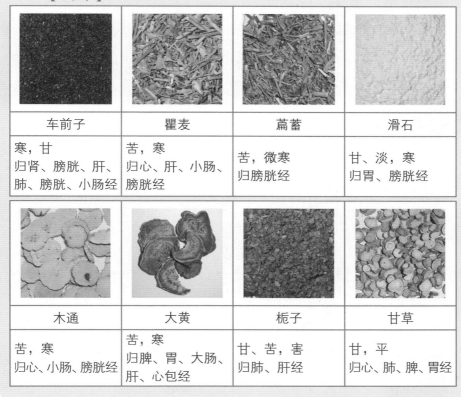

车前子	瞿麦	萹蓄	滑石
寒，甘 归肾、膀胱、肝、肺、膀胱、小肠经	苦，寒 归心、肝、小肠、膀胱经	苦，微寒 归膀胱经	甘、淡，寒 归胃、膀胱经
木通	大黄	栀子	甘草
苦，寒 归心、小肠、膀胱经	苦，寒 归脾、胃、大肠、肝、心包经	甘、苦，害 归肺、肝经	甘，平 归心、肺、脾、胃经

【制法】 药加水煎煮3次，滤汁去渣，加热浓缩成膏（辅料一般不用冰糖与白糖，可选用木糖醇、甜菊糖等），再将阿胶加适量黄酒浸泡后隔水炖烊，冲入清膏和匀收膏即成。

【功效】 清热利湿。

【用法】 每次10~15g，每日两次，用温开水冲服。

【注意事项】 在服膏方期间，如因误食所忌饮食，常能使膏方的疗效降低，或引起不良反应；应忌食生萝卜，因萝卜是破气消导之品。膏方不宜用茶水冲饮。急性病如发热、腹泻期间停服膏方。孕妇及虚寒病者忌用。本方多服会引起虚弱的症状，如头晕、心跳、四肢无力、胃口欠佳。

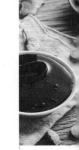

变证

（1）浊毒犯胃症

【症状】　恶心呕吐频繁发作，头晕目眩，周身水肿，或小便不行，舌质淡暗，苔白腻，脉沉弦或沉滑。

【治法】　降逆化浊。

膏方：降化膏

【来源】　旋覆代赭汤《伤寒论》加减。

【组成】　旋覆花150g、半夏100g、甘草60g、人参100g、赭石150g、生姜100g、吴茱萸150g、黄连100g、大枣40枚。

【图解】

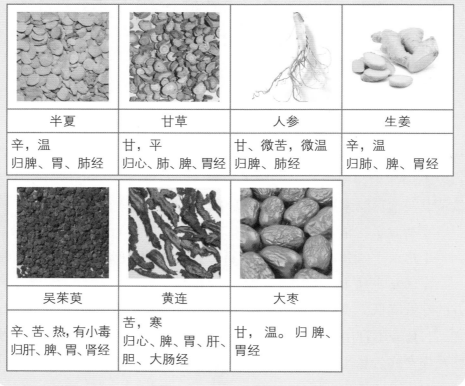

半夏	甘草	人参	生姜
辛，温 归脾、胃、肺经	甘，平 归心、肺、脾、胃经	甘、微苦，微温 归脾、肺经	辛，温 归肺、脾、胃经

吴茱萸	黄连	大枣	
辛、苦、热，有小毒 归肝、脾、胃、肾经	苦，寒 归心、脾、胃、肝、胆、大肠经	甘，温。归脾、胃经	

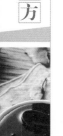

中医
内分泌病证
调养膏方

【制法】　药加水煎煮3次，滤汁去渣，加热浓缩成膏（辅料一般不用冰糖与白糖，可选用木糖醇、甜菊糖等），再将阿胶加适量黄酒浸泡后隔水炖烊，冲入清膏和匀收膏即成。

【功效】　降逆化浊。

【用法】　每次 10 ~ 15g，每日两次，用温开水冲服。

【注意事项】　在服膏方期间，如因误食所忌饮食，常能使膏方的疗效降低，或引起不良反应；应忌食生萝卜，因萝卜是破气消导之品。膏方不宜用茶水冲饮。急性病如发热、腹泻期间停服膏方。胃虚有热之呕吐、呃逆、嗳气者不宜使用本方。因方中代赭石、半夏有降逆作用，妊娠呕吐者不宜用之。

（2）水气凌心症

【症状】　气喘不能平卧，畏寒肢凉，大汗淋漓，心悸怔忡，肢体浮肿，下肢尤甚，咳嗽，咳吐稀白痰，舌淡胖，苔白滑，脉疾数无力或细小短促无根或结代。

【治法】　温阳利水。

膏方：温阳利水膏

【来源】　葶苈大枣泻肺汤《金匮要略》加减，苓桂术甘汤《金匮要略》加减。

【组成】　葶苈子 150g、大枣 120 枚、茯苓皮 120g、桂枝 90g、白术 100g、甘草 60g、桑白皮 100g、陈皮 100g。

【图解】

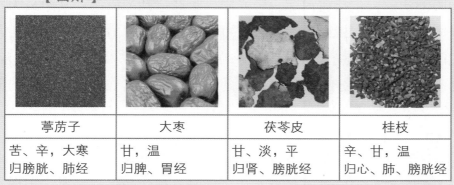

葶苈子	大枣	茯苓皮	桂枝
苦、辛，大寒　归膀胱、肺经	甘，温　归脾、胃经	甘、淡，平　归肾、膀胱经	辛、甘，温　归心、肺、膀胱经

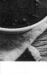

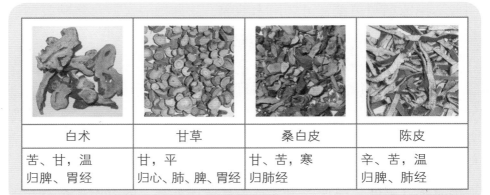

白术	甘草	桑白皮	陈皮
苦、甘，温 归脾、胃经	甘，平 归心、肺、脾、胃经	甘、苦，寒 归肺经	辛、苦，温 归脾、肺经

【制法】 药加水煎煮 3 次，滤汁去渣，加热浓缩成膏（辅料一般不用冰糖与白糖，可选用木糖醇、甜菊糖等），再将阿胶加适量黄酒浸泡后隔水炖烊，冲入清膏和匀收膏即成。

【功效】 温阳利水。

【用法】 每次 10 ~ 15g，每日两次，用温开水冲服。

【注意事项】 在服膏方期间，如因误食所忌饮食，常能使膏方的疗效降低，或引起不良反应；应忌食生萝卜，因萝卜是破气消导之品。膏方不宜用茶水冲饮。急性病如发热、腹泻期间停服膏方。

三、糖尿病眼底病变

70% 的糖尿病患者出现全身小血管和微血管病变，影响全身组织的供养，进而导致一系列严重的并发症。糖尿病也可以引起一系列眼部疾病，包括白内障、青光眼、眼球运动障碍等，其中最为严重的就是糖尿病视网膜病变，它可以严重影响视力，已经成为四大主要致盲疾病之一。糖尿病引起的失明者比一般人高 10 到 25 倍。据有关资料统计，糖尿病患病时间越长，患者出现视网膜病变的概率越大。本病属于中医学的"视瞻昏渺""青盲""暴盲"等范畴。

1. 临床表现

（1）症状：早期患者没有任何感觉，如果定期检查眼底，医生可以看到您的眼底是否发生变化，这时是预防的最佳时机。中期会

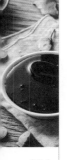

出现视网膜水肿，眼部可能出现新生血管并出血到玻璃体腔。此时会感到视物模糊、眼前有黑影飘动、视物变形等。晚期时，玻璃体积血严重、视网膜脱落，甚至失明。

（2）体征：糖尿病眼底病变患者无明显特异性的体征，主要根据患者的原发病及控制情况、肾功能损害、并发症、生活方式等不同而表现各异，如水肿、高血压、皮肤改变等。

2. 理化检查

（1）尽管糖尿病视网膜疾病具有致盲危害，但还没有被普及。调查显示，糖尿病患者对糖尿病视网膜疾病的知晓率只有5.8%，及时就诊率更低。特别是早期视网膜疾病没有明显的视力下降，只有通过专业的眼科检查手段才能发现，因此不少患者失去最佳治疗时机而致盲。一半以上到医院治疗的糖尿病视网膜疾病患者病情已严重到不可逆转，更有甚者在检查眼病前还不知道自己患有糖尿病。眼科专家建议：当确诊糖尿病，后应立即检查眼底，可及早发现早期微血管瘤和点片状出血等早期视网膜病变症状，采取激光治疗等措施可延缓病变进展，避免日后致盲。

所有糖尿病患者，血糖的控制都至关重要，与此同时，为了早期发现并治疗糖尿病引起的眼部病变，无论有无视力改变，均应接受定期的眼部检查。

血糖控制稳定者每半年散瞳检查一次眼底；血糖控制不稳定者至少三个月检查一次眼底。

（2）眼底荧光血管造影检查是一种特殊的眼底照相技术，它可以显示用普通方法看不到的眼底视网膜血管的病变情况，帮助医生选择最佳的治疗方案，降低由于糖尿病视网膜疾病导致视力丧失的发生率。同时对眼底血管病变的评估，也可以一定程度地反映全身血管的病变情况，帮助患者更好地防治糖尿病全身并发症。

3. 辨证膏方

中医对糖尿病视网膜病变的病机认识较多，主要为脏腑功能失

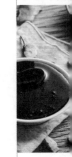

调，气血瘀阻，阴阳平衡失调。治法以过去的气血、阴阳论证逐步向脏腑辨证过渡，以前多从气血、阴阳论证，多分为气虚、阴虚火旺、气阴两虚、瘀血阻络型。现在多以五脏的虚衰分型，其中侧重于肾、肝、脾三脏的论治。

（1）阴虚燥热症

【症候】 糖尿病患者，视物模糊，眼内出血。其量或多或少，有硬性渗出及微血管瘤，伴烦渴引饮，消谷善饥，小便频多数黄，舌红少苔。

【治法】 养阴清热，凉血散瘀。

膏方：白虎加人参汤加减

【来源】 张仲景《伤寒论》。"伤寒若吐若下后，七八日不解，热结在里，表里俱热，时时恶风，大渴，舌上干燥而烦，欲饮水数升者，白虎加人参汤主之。"

【组成】 知母 180g、石膏 300～450g（碎，绵裹）、甘草 60g（炙）、人参 90g。

【图解】

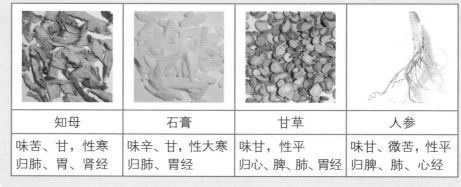

知母	石膏	甘草	人参
味苦、甘，性寒 归肺、胃、肾经	味辛、甘，性大寒 归肺、胃经	味甘，性平 归心、脾、肺、胃经	味甘、微苦，性平 归脾、肺、心经

【制法】 以上药除人参外，其余药加水煎煮 3 次，滤汁去渣，人参另煎，合并滤液，加热浓缩为膏，最后加木糖醇 300g 收膏即成。

【功效】 清热泻火，益气生津。

【用法】 每次15~20g,每日两次,在两餐之间,用温开水冲服。

【注意事项】 脉浮弦而细者、脉沉者（里寒证）、不渴者（无热）、汗不出者均禁用本方。

（2）气阴两虚症

【症候】 糖尿病者,病程较长,眼底出血不多,视网膜水肿混浊,伴神疲乏力,面色萎黄,多饮多尿而消瘦,甚则四肢不温,舌淡苔白不润,脉细无力。

【治法】 益气养阴,活血化瘀。

膏方：生脉散合玉女煎加减

【来源】 生脉散来源《医学启源》卷下,玉女煎一方出自《景岳全书》卷五十一新方八阵方。

【组成】 麦门冬300g、五味子300g、人参150g、石膏150g、熟地黄300g、知母300g、牛膝300g。

【图解】

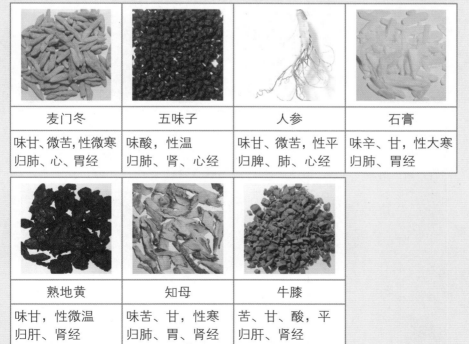

麦门冬	五味子	人参	石膏
味甘、微苦,性微寒 归肺、心、胃经	味酸,性温 归肺、肾、心经	味甘、微苦,性平 归脾、肺、心经	味辛、甘,性大寒 归肺、胃经

熟地黄	知母	牛膝
味甘,性微温 归肝、肾经	味苦、甘,性寒 归肺、胃、肾经	苦、甘、酸,平 归肝、肾经

【制法】 以上药除人参外，其余药加水煎煮3次，滤汁去渣，人参另煎，合并滤液，加热浓缩为膏，最后加木糖醇300g收膏即成。

【功效】 补肺益气，养阴生津；清胃泻火，滋阴增液。

【用法】 每次15~20g，每日两次，在两餐之间，用温开水冲服。

【注意事项】 大便溏泄，脾胃阳虚者不宜使用。

（3）肝肾阴虚症

【症候】 糖尿病者，视物昏花，多饮多尿，梦遗滑精，腰膝酸软乏力，头晕耳鸣，舌红少苔，脉细数。

【治法】 滋补肝肾，活血明目。

膏方：杞菊地黄汤加减

【来源】 出自清·董西园《医级》。

【组成】 枸杞400g、菊花400g、熟地黄800g、山茱萸800g、牡丹皮600g、山药80g、茯苓600g、泽泻600g。

【图解】

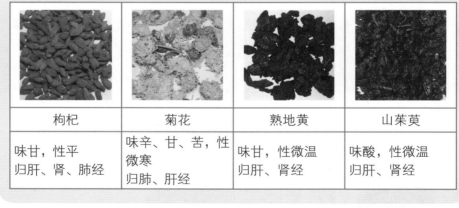

枸杞	菊花	熟地黄	山茱萸
味甘，性平 归肝、肾、肺经	味辛、甘、苦，性微寒 归肺、肝经	味甘，性微温 归肝、肾经	味酸，性微温 归肝、肾经

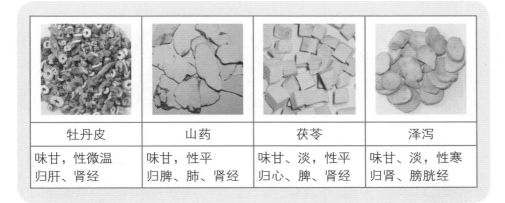

牡丹皮	山药	茯苓	泽泻
味甘，性微温 归肝、肾经	味甘，性平 归脾、肺、肾经	味甘、淡，性平 归心、脾、肾经	味甘、淡，性寒 归肾、膀胱经

【制法】　以上药除人参外，其余药加水煎煮3次，滤汁去渣，人参另煎，合并滤液，加热浓缩为膏，最后加木糖醇300g收膏即成。

【功效】　滋肾养肝。

【用法】　每次15～20g，每日两次，在两餐之间，用温开水冲服。

【注意事项】　忌不易消化食物。感冒发热病人不宜服用。

（4）血行瘀滞症

【症候】　糖尿病者，病程较长，眼底反复出血，视物模糊，视网膜水肿混浊明显，棉絮斑较多。口渴欲饮，善饮或饮食较少，纳食乏味，大便稀溏，精神倦怠，四肢乏力，舌淡苔白不润，脉细弱无力。目睛干涩，面色晦暗。肌肤甲错，肢体麻木，舌质紫暗或有瘀点瘀斑，脉涩或细涩。

【治法】　健脾益气，化浊散瘀。

膏方：升阳益胃汤加减

【来源】　出自《内外伤辨惑论》中卷，为金元四大家之一李东垣所创，距今一千七百多年。李东垣善调理脾胃，认为"脾胃内伤，百病由生"，集中体现了其学术思想，被后世医家称为"补土派"。升阳益胃汤是李东垣中年时期的代表方之一，其思路清晰、组方严谨、配伍精炼、选药精准，现在也广泛地运用于临床中，屡试不爽。

【组成】 黄芪 600g、半夏（汤洗，脉涩者用）300g、人参（去芦）300g、甘草（炙）300g、独活 150g、防风 150g、白芍 150g、羌活 150g、陈皮 120g、茯苓（小便利，不渴者勿用）90g、柴胡 90g、泽泻（不淋勿用）90g、白术 90g、黄连 30g。

【图解】

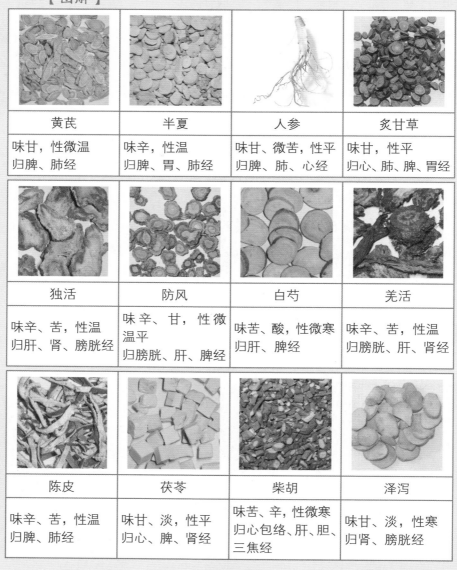

黄芪	半夏	人参	炙甘草
味甘，性微温 归脾、肺经	味辛，性温 归脾、胃、肺经	味甘、微苦，性平 归脾、肺、心经	味甘，性平 归心、肺、脾、胃经
独活	防风	白芍	羌活
味辛、苦，性温 归肝、肾、膀胱经	味辛、甘，性微温平 归膀胱、肝、脾经	味苦、酸，性微寒 归肝、脾经	味辛、苦，性温 归膀胱、肝、肾经
陈皮	茯苓	柴胡	泽泻
味辛、苦，性温 归脾、肺经	味甘、淡，性平 归心、脾、肾经	味苦、辛，性微寒 归心包络、肝、胆、三焦经	味甘、淡，性寒 归肾、膀胱经

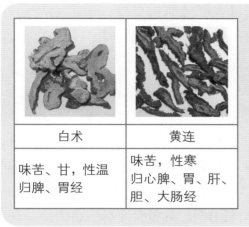

白术	黄连
味苦、甘，性温 归脾、胃经	味苦，性寒 归心脾、胃、肝、胆、大肠经

【制法】 以上药除人参外，其余药加水煎煮3次，滤汁去渣，人参另煎，合并滤液，加热浓缩为膏，最后加木糖醇300g收膏即成。

【功效】 升阳益胃。

【用法】 每次15~20g，每日两次，在两餐之间，用温开水冲服。

【注意事项】 服药后若喜食，初一二日不可饱食，恐胃再伤，以药力尚少，胃气不得转运升发。须薄滋味之食，或美食，助其药力，益升浮之气而滋其胃气。慎不可淡食以损药力，而助邪气之降沉。可以稍微运动，使胃与药的转运升发，不可过度大量的运动，如果是脾胃处于安静状态是最好不过的。若胃气稍微感觉强壮一点，可以少吃点水果以助谷药之力。《黄帝内经》云："五谷为养，五果为助者也。"

四、糖尿病周围神经病变

糖尿病周围神经病变（Diabetic Peripheral Neuropathy，DPN）是指在排除其他原因（如淀粉样变、麻风病、维生素B_{12}缺乏、恶性肿瘤浸润、干燥综合征、马尾综合征等）的情况下，糖尿病患者出现与周围神经功能障碍相关的症状和（或）体征，是糖尿病最常见的慢性并发症和主要致残因素之一。神经功能检查发现60%~90%的患者有不同程度的神经病变。DPN临床症状以对称性肢体疼痛麻木和感觉减退为主要特征。长期可发展成肌肉萎缩，腱反射减弱或消失，同时也增加足溃疡、截肢的风险。本病属于消渴合并痹症、血痹、痿症、麻木等范畴。

1. 临床表现

（1）症状：感觉异常、疼痛、麻木（蚁行感）、感觉减退和痛觉过敏、皮肤瘙痒、皮肤干燥、肌肉憋胀、手足灼热或发凉等。

（2）体征：主要是神经病缺陷评分，见下表。评分标准：无缺陷为0分，轻度缺陷为1分，中度缺陷为2分，重度缺陷为3分，完全缺陷为4分；反射和感觉正常计0分，降低计1分，丧失计2分。

神经病缺陷评分

内容	左	右
1. 颅神经		
视盘水肿		
眼外肌麻痹动眼神经		
眼外肌麻痹外展神经		
面瘫		
腭瘫		
舌瘫		
2. 肌无力		
呼吸机		
肩外展肌		
肱二头肌		
肱桡肌		
伸肘		
伸腕		
屈腕		
伸指		
屈指		
骨间肌		
髂腰肌		
臀肌		
肱四头肌		
缝匠肌		

内容	左	右
足背伸		
足跖屈		
3. 腱反射		
肱二头肌腱反射		
肱三头肌腱反射		
肱桡肌腱反射		
肱四头肌腱反射		
小腿三头肌腱反射		
4. 感觉		
示指（甲床下）		
触觉		
针刺觉		
振动觉		
拇指（甲床下）		
触觉		
针刺觉		
振动觉		
合计		

2. 理化检查

（1）血清 Hcy 水平检测：采集患者清晨空腹静脉血，使用全自动生化仪检测血清 Hcy 水平。

（2）神经电生理检查：应用肌电图仪测定双侧肢体正中神经和腓总神经运动神经传导速度（MCV）、感觉神经传导速度（SCV），显示传导速度减慢，体感诱发电位潜伏期延长。

（3）定量感觉试验（QST）包括振动觉阈值（VPT）和温度辨别阈值（TDT）测定。

3. 辨证膏方

糖尿病周围神经病变是糖尿病并发症，而糖尿病属于中医的消渴病，其病因多由禀赋不足、饮食失常、情志失调、劳欲过度等引起，病机主要以阴虚为本、燥热为标。消渴日久、阴损及阳，以致气阴

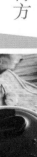

两虚、阴阳两虚、病久入络、经脉瘀滞。糖尿病周围神经病变随着病情的加重，阴虚证、阳虚证、血瘀证会逐渐增加，符合"热证伤阴、阴损及阳"病变机理，以致气血两虚、肝肾不足、湿热伤肾、气阴两虚症候丛生。

（1）气血两虚症

【症候】　站立不稳，两足如踩棉花，手足指趾麻木，甚或手指不能摄物，肌肤不仁，触之木然，腓肠肌触痛，肌肉瘦瘪，且觉无力，张力减退。舌胖嫩红，边有齿痕，苔薄净，脉濡细。

【治法】　益气和营，调养八脉。

膏方：黄芪桂枝五物汤合麋衔白术泽泻膏

【来源】　来自《黄帝内经》十三方之一，治酒风漏汗不止，有调和营卫之用。《素问·病能论》云："有病身热解堕，汗出如浴，恶风少气，此为何病？岐伯曰：'病名曰酒风。'"

【组成】　生黄芪 200g、白芍 100g、桂枝 30g、鹿衔草 200g、白术 60g、玉竹 60g、当归 80g、锁阳 60g、穿山甲 60g、防己 60g、泽泻 200g。

【图解】

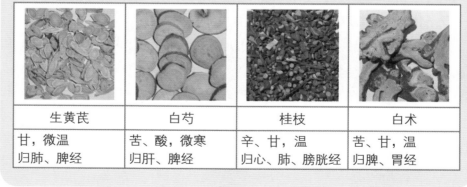

生黄芪	白芍	桂枝	白术
甘，微温 归肺、脾经	苦、酸，微寒 归肝、脾经	辛、甘，温 归心、肺、膀胱经	苦、甘，温 归脾、胃经

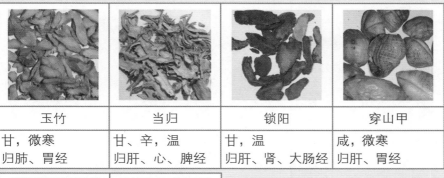

玉竹	当归	锁阳	穿山甲
甘，微寒 归肺、胃经	甘、辛，温 归肝、心、脾经	甘，温 归肝、肾、大肠经	咸，微寒 归肝、胃经

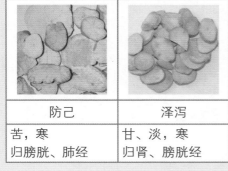

防己	泽泻
苦，寒 归膀胱、肺经	甘、淡，寒 归肾、膀胱经

（2）肝肾不足症

【症候】 足趾发冷，渐次麻木，经年累月，上蔓至膝，渐及上肢，手指麻木，甚或痛如针刺，或如电灼，拘挛急痛，或如撕裂，昼轻夜重，轻轻抚摸，即觉疼痛，肌肤干燥，甚或皲裂，阳事委顿，四末欠温。舌红少苔，脉弦濡。

【治法】 滋养肝肾，熄风通络。

膏方：叶氏养营治络合三虫二甲膏

【组成】 当归 120g、地黄 120g、全蝎 45g、蜣螂虫 90g、地龙 90g、穿山甲 90g、制首乌 90g、茺蔚子 90g、枸杞子 300g、桑椹 300g、怀牛膝 120g。

【图解】

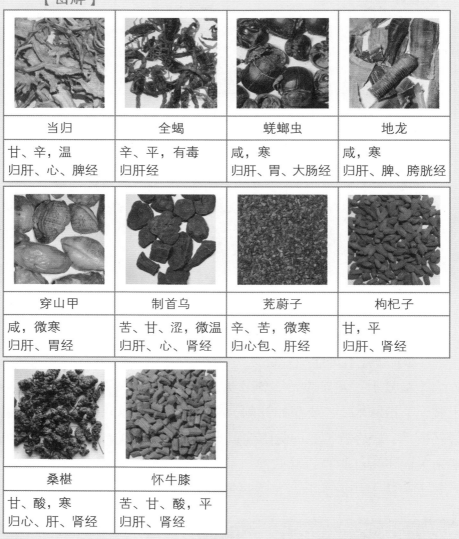

当归	全蝎	蜣螂虫	地龙
甘、辛，温 归肝、心、脾经	辛、平，有毒 归肝经	咸，寒 归肝、胃、大肠经	咸，寒 归肝、脾、膀胱经

穿山甲	制首乌	茺蔚子	枸杞子
咸，微寒 归肝、胃经	苦、甘、涩，微温 归肝、心、肾经	辛、苦，微寒 归心包、肝经	甘，平 归肝、肾经

桑椹	怀牛膝
甘、酸，寒 归心、肝、肾经	苦、甘、酸，平 归肝、肾经

（3）湿热伤肾症

【症候】 四肢倦怠无力，臂腕腿股肌肉日见瘦瘪，甚或步履艰难，广泛的肌无力、肌张力低下。舌嫩红，少苔，或有剥裂，脉细小而数。

【治法】 清利湿热，补肾填精。

膏方：虎潜丸合十全丹复合膏

【组成】　龟甲 180g、黄柏 45g、知母 90g、地黄 120g、当归 120g、白芍 150g、锁阳 90g、怀牛膝 120g、菟丝子 120g、肉苁蓉 90g、棉萆薢 120g、云茯苓 120g、狗脊 120g、杜仲 120g、枸杞子 300g。

【图解】

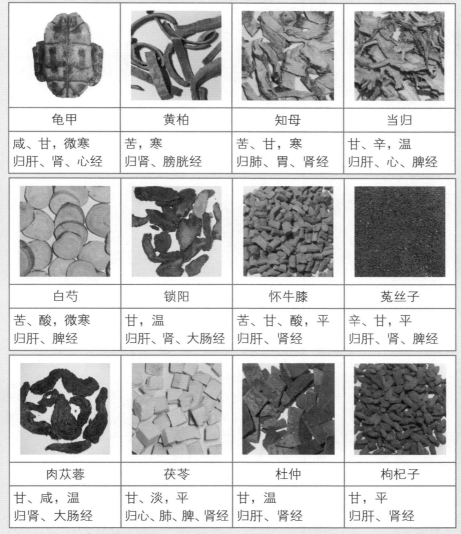

龟甲	黄柏	知母	当归
咸、甘，微寒 归肝、肾、心经	苦，寒 归肾、膀胱经	苦、甘，寒 归肺、胃、肾经	甘、辛，温 归肝、心、脾经
白芍	锁阳	怀牛膝	菟丝子
苦、酸，微寒 归肝、脾经	甘，温 归肝、肾、大肠经	苦、甘、酸，平 归肝、肾经	辛、甘，平 归肝、肾、脾经
肉苁蓉	茯苓	杜仲	枸杞子
甘、咸，温 归肾、大肠经	甘、淡，平 归心、肺、脾、肾经	甘，温 归肝、肾经	甘，平 归肝、肾经

（4）气阴两虚症

【症候】 足趾麻木觉冷，或如虫行皮中，行走如踩棉花，渐次蔓延及膝，手指亦觉麻木，延至腕部。继而痛如针刺电灼，甚或掣痛，或如撕裂，下肢远端无汗，皮肤干燥，皮温增高，肌肉萎缩，肌无力，神疲自汗，口干便难，舌嫩红，边有齿痕，苔薄少津，或有剥裂，脉细数。

【治法】 固护气液，熄风通络。

膏方：黄芪丸合天麻散膏

【组成】 黄芪 300g、人参 90g、地黄 120g、茯苓 300g、山茱萸 90g、酸枣仁 120g、当归 120g、枸杞子 300g、羚羊角 6g、天麻 60g、血竭 30g、白僵蚕 90g、全蝎 45g、麝香（兑服）0.3g。

【图解】

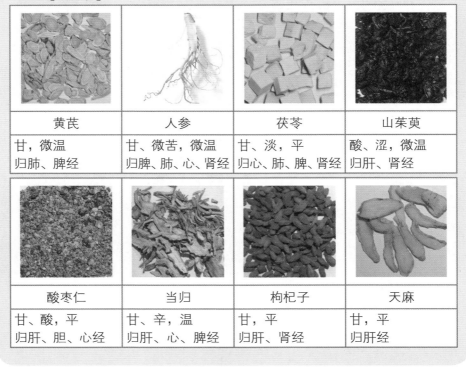

黄芪	人参	茯苓	山茱萸
甘，微温 归肺、脾经	甘、微苦，微温 归脾、肺、心、肾经	甘、淡，平 归心、肺、脾、肾经	酸、涩，微温 归肝、肾经
酸枣仁	当归	枸杞子	天麻
甘、酸，平 归肝、胆、心经	甘、辛，温 归肝、心、脾经	甘，平 归肝、肾经	甘，平 归肝经

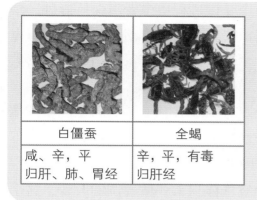

白僵蚕	全蝎
咸、辛，平 归肝、肺、胃经	辛，平，有毒 归肝经

五、糖尿病胃肠神经病变

糖尿病胃肠神经病变多表现为消化系统症状，主要包括上腹饱胀感、早饱、嗳气、恶心、呕吐、食欲不振、腹痛、腹泻以及便秘，多达75%的糖尿病患者会出现这些症状，严重影响了生活质量。临床实践证明，当糖尿病患者出现不明原因的胃肠道症状都应首先考虑与自主神经病变有关。胃肠自主神经病变的发病机制是多方面的，主要包括胃肠道运动功能异常、内脏高敏感性、胃肠道激素分泌的改变、炎症状态、自主神经失调和遗传因素。本病属于消渴合并痞满、呕吐、嘈杂、泄泻、便秘等范畴。

1. 临床表现

（1）症状：胃灼热、反流、上腹饱胀感、早饱、嗳气、恶心、呕吐、食欲不振、腹痛、腹泻以及便秘。

（2）体征：可有上腹部压痛弱阳性，严重者剑突下或剑突下偏左压痛阳性。

2. 理化检查

（1）胃电图测试。该检查前患者空腹8小时以上，停服促消化道动力药3小时以上。使用胃电图仪，常规消毒皮肤，涂导电糊后贴电极。分别记录餐前及餐后20分钟时数据，进餐限定3分钟内，餐后记录于患者吞咽动作停止5分钟后，进餐内容包括火腿肠

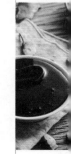

50g、馒头 50g、温水 400mL。整个受试过程中患者需保持静卧，禁言禁活动，保持电极原位，数据由仪器及程序自动分析储存。胃电图显示消化道动力障碍（主频、主功率、餐后／餐前功率比等参数异常）。

（2）穿心莲内酯十二指肠测压法和恒压法。前者可以测量远端胃和十二指肠收缩并且能将神经性病变从肌肉病变中区分出来，不过由于需要进行侵入性操作，所以未得到广泛普及。后者测量中空器官音调并通过改变胃内气球的空气体积来评估音调的改变，这个方法目前也很少用于临床。

（3）胃肠活动的测定。生物电阻抗，X线检查，呼气试验，超声检测，核素显像法。

3. 辨证膏方

糖尿病胃肠神经病变是糖尿病并发症，属于消渴合并痞满、呕吐、嘈杂、泄泻、便秘等范畴。《素问·灵兰秘典论》"脾胃者，仓廪之官，五味出焉；小肠者，收盛之官，化物出焉；大肠者，传导之官，变化出焉"。而此病病机主要为脾升胃降功能异常，对其按虚、损、劳、衰分为"虚损、虚劳、虚衰"三期，又根据个体和病情发展的差异，每期又可分为早、中、晚三度，临床上可分三期九度进行辨证论治，以膏方滋养。

Ⅰ期　具有一般消化道疾病的症状或消化不良，食欲不振或亢进，体重减轻、乏力等。本期患者的主要表现为糖尿病症状，而消化道症状常被忽视。早期病因以肝气郁滞为主，随着疾病的发展进入中期，肝气克伐脾土，脾气受困，运化失司，导致水湿不化，痰湿内生，阻滞气机，晚期由于久病气郁化火，湿蕴而生热，出现肝胃湿热，脾胃升降功能受到影响，出现临床症状。此期按上述三度进行论治。

（1）肝气郁滞症

【症候】　胸胁胀满，时做叹息或烦躁易怒，脘腹不舒，痞塞满闷，食欲不振，舌红，苔薄白，脉弦。

【治法】 疏肝理气和胃为主。

膏方：四逆散加减复合膏

【组成】 柴胡150g、枳实120g、赤芍，白芍各120g、牡丹皮150g、甘草60g、香附120g、乌药90g、夏枯草120g、香橼120g、佛手120g、郁金120g。

【图解】

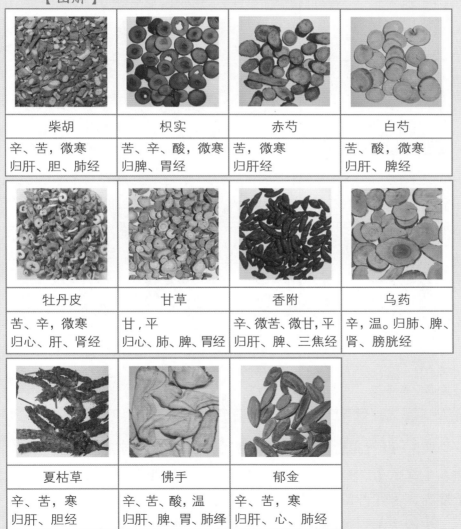

柴胡	枳实	赤芍	白芍
辛、苦，微寒 归肝、胆、肺经	苦、辛、酸，微寒 归脾、胃经	苦，微寒 归肝经	苦、酸，微寒 归肝、脾经
牡丹皮	甘草	香附	乌药
苦、辛，微寒 归心、肝、肾经	甘，平 归心、肺、脾、胃经	辛、微苦、微甘，平 归肝、脾、三焦经	辛，温。归肺、脾、肾、膀胱经
夏枯草	佛手	郁金	
辛、苦，寒 归肝、胆经	辛、苦、酸，温 归肝、脾、胃、肺经	辛、苦，寒 归肝、心、肺经	

（2）肝犯脾土，痰湿内阻症

【症候】 胸脘痞塞，满闷不舒，食欲不振，恶心欲吐，身重倦怠，大便不爽，舌淡红，苔腻滑，脉滑。

【治法】 顺气宽中，祛湿化痰。

膏方：平陈汤膏

【组成】 陈皮150g、茯苓120g、姜半夏60g、枳实120g、白术120g、砂仁90g、厚朴120g、香橼120g、豆蔻90g、桔梗60g。

【图解】

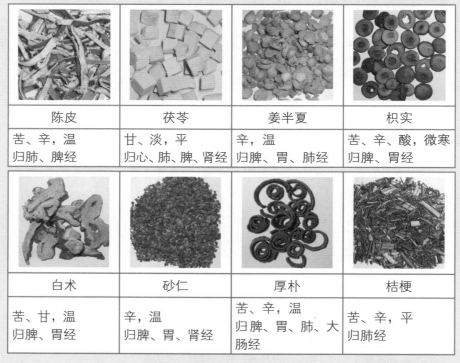

陈皮	茯苓	姜半夏	枳实
苦、辛，温 归肺、脾经	甘、淡，平 归心、肺、脾、肾经	辛，温 归脾、胃、肺经	苦、辛、酸，微寒 归脾、胃经
白术	砂仁	厚朴	桔梗
苦、甘，温 归脾、胃经	辛，温 归脾、胃、肾经	苦、辛，温 归脾、胃、肺、大肠经	苦、辛，平 归肺经

（3）肝气犯胃，肝胃郁热症

【症候】 口干、口苦，多食易饥，胃脘灼热，泛酸嘈杂，便干溲赤，舌红苔黄，脉弦或数。

【治法】 疏肝清热和胃。

膏方：舒郁清解膏

【组成】 柴胡 150g、枳壳 120g、赤芍 120g、牡丹皮 120g、白芍 120g、茵陈 100g、焦栀子 100g、大黄 60g、枳实 120g、瓦楞子 120g、白及 120g。

【图解】

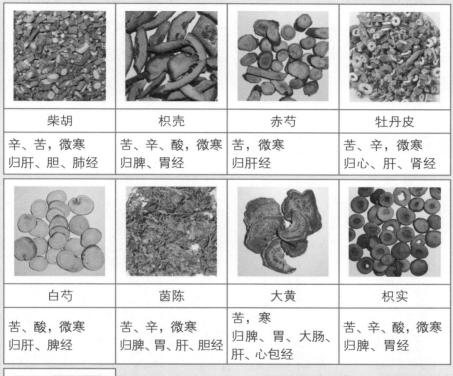

柴胡	枳壳	赤芍	牡丹皮
辛、苦，微寒 归肝、胆、肺经	苦、辛、酸，微寒 归脾、胃经	苦，微寒 归肝经	苦、辛，微寒 归心、肝、肾经

白芍	茵陈	大黄	枳实
苦、酸，微寒 归肝、脾经	苦、辛，微寒 归脾、胃、肝、胆经	苦，寒 归脾、胃、大肠、肝、心包经	苦、辛、酸，微寒 归脾、胃经

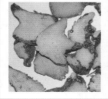

白及
苦、甘、涩，微寒 归肺、肝、胃经

II 期 多表现为食欲减退，腹胀满，呃逆、嗳气，长期习惯性

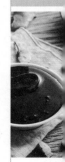

便秘或突然原因不明的腹泻，或腹泻与便秘交替进行。患者在表现为糖尿病症状的基础上，消化道症状较前加重。病机演变一般由单纯的标实转化为虚实夹杂证，早期随病情的进展，由最初的肝犯脾土，脾胃运化失常，发展为脾胃虚弱，痰浊内阻，中期虚损继续进展，出现气阴亏虚，寒热错杂证，晚期气阴不足继续发展伤及阴血，由于津血同源，胃阴不足而至瘀血内停证。此期分上述三度进行论治。

（4）脾胃虚弱，痰浊内阻症

【症候】　面色微黄，肢倦乏力，食欲减退，脘腹胀满，喜呃逆，大便次数增多，舌质淡，苔白，脉细弱。

【治法】　健脾益胃，降逆止呃。

膏方：旋覆代赭汤加减复合膏

【组成】　旋覆花 150g、赭石 150g、太子参 120g、姜半夏 90g、甘草 60g、大枣 30 枚、茯苓 120g、白术 120g、苏梗 120g、陈皮 150g。

【图解】

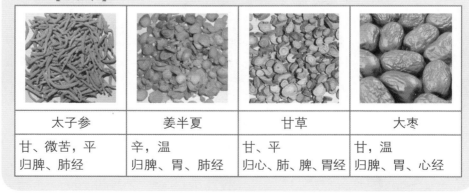

太子参	姜半夏	甘草	大枣
甘、微苦，平 归脾、肺经	辛，温 归脾、胃、肺经	甘、平 归心、肺、脾、胃经	甘，温 归脾、胃、心经

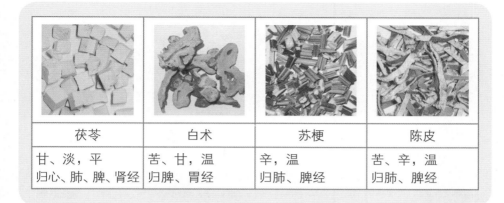

茯苓	白术	苏梗	陈皮
甘、淡，平 归心、肺、脾、肾经	苦、甘，温 归脾、胃经	辛，温 归肺、脾经	苦、辛，温 归肺、脾经

（5）气阴亏虚，寒热错杂症

【症候】 倦怠乏力，口干、口苦，食欲减退，胃脘痞硬，干噫食臭，心烦便秘，舌红，苔薄黄，脉弦。

【治法】 益气养阴，辛开苦降。

膏方：泻心汤加减复合膏

【组成】 党参 150g、生地黄 120g、黄芩 120g、黄连 60g、半夏 90g、干姜 30g、大枣 30 枚、甘草 60g、焦栀子 120g、赤芍 120g、牡丹皮 120g。

【图解】

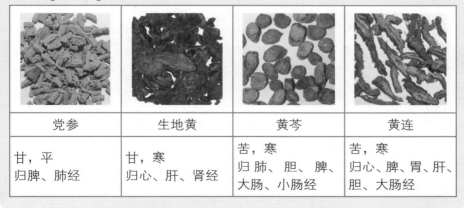

党参	生地黄	黄芩	黄连
甘，平 归脾、肺经	甘，寒 归心、肝、肾经	苦，寒 归肺、胆、脾、大肠、小肠经	苦，寒 归心、脾、胃、肝、胆、大肠经

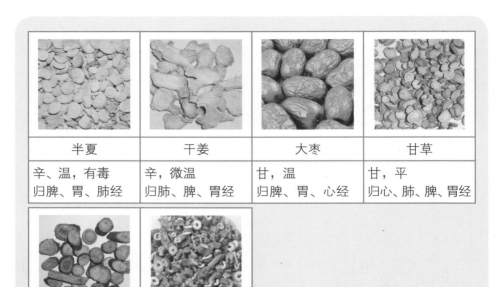

半夏	干姜	大枣	甘草
辛、温，有毒 归脾、胃、肺经	辛，微温 归肺、脾、胃经	甘，温 归脾、胃、心经	甘，平 归心、肺、脾、胃经

赤芍	牡丹皮
苦，微寒 归肝经	苦、辛，微寒 归心、肝、肾经

（6）胃阴不足，瘀血内停症

【症候】　口燥咽干，食欲减退，不欲饮食，胃痛隐隐，痛有定处，时作干呕，大便干结，舌质红有瘀斑，少津，脉细涩。

【治法】　益胃养阴，凉血活血。

膏方：麦冬和丹参饮加减复合膏

【组成】　沙参180g、麦冬150g、半夏60g、生地黄160g、赤芍，白芍各120g、甘草60g、牡丹皮120g、丹参150g。

中医
内分泌病证
调养膏方

【图解】

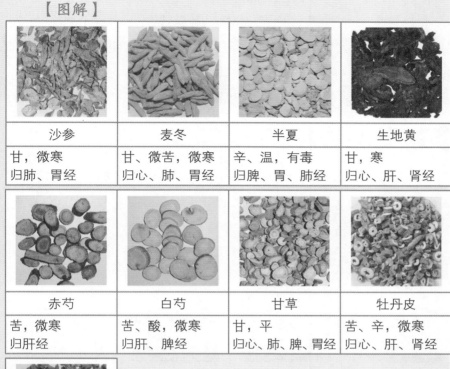

沙参	麦冬	半夏	生地黄
甘，微寒 归肺、胃经	甘、微苦，微寒 归心、肺、胃经	辛、温，有毒 归脾、胃、肺经	甘，寒 归心、肝、肾经

赤芍	白芍	甘草	牡丹皮
苦，微寒 归肝经	苦、酸，微寒 归肝、脾经	甘，平 归心、肺、脾、胃经	苦、辛，微寒 归心、肝、肾经

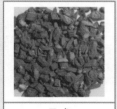

丹参
苦，微寒 归心、肝经

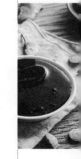

Ⅲ期　临床表现为纳差甚至拒食，常伴恶心、呕吐，呕血等，腹胀如鼓，腹泻停止，便秘加重甚至转为便闭，精神萎靡不振，少言，表情淡漠。本期患者主要表现为消化道症状和全身虚损症状。病机演变转化为以本虚（气、血、阴、阳亏虚）为主，兼有标实之症，提示已经进入胃肠功能衰竭期，预后不良，早期为气血亏虚，中期发展到津液枯竭，晚期进展至脾肾阳虚。临床按上述三度进行论治。

（7）气血亏虚，运化失常症

【症候】　精神差，面色无华，周身倦怠乏力，心悸、气短，食欲减退，腹胀，大便燥结或软，多日不解，或虽有便意，常虚坐努责，舌质淡嫩，苔薄、脉虚弱无力。

【治法】　益气养血，健脾和胃，润肠通便。

膏方：当归补血汤和润肠丸加减复合膏

【组成】　生黄芪 200g、当归 180g、太子参 150g、白术 180g、山药 180g、陈皮 150g、火麻仁 150g、桃仁 120g、红花 120g、枳壳 120g、白芍 120g、甘草 60g。

【图解】

生黄芪	当归	太子参	白术
甘，微温 归肺、脾经	甘、辛，温 归肝、心、脾经	甘、微苦，平 归脾、肺经	苦、甘，温 归脾、胃经

山药	陈皮	火麻仁	桃仁
甘，平 归脾、肺、肾经	苦、辛，温 归肺、脾经	甘，平 归脾、胃、大肠经	苦、甘，平 归心、肝、大肠经

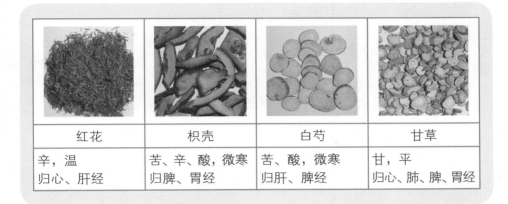

红花	枳壳	白芍	甘草
辛，温 归心、肝经	苦、辛、酸，微寒 归脾、胃经	苦、酸，微寒 归肝、脾经	甘，平 归心、肺、脾、胃经

（8）津液枯竭，瘀热内阻症

【症候】　精神萎靡，形体消瘦，口干咽燥，五心烦热，食欲减退，常伴有干呕，腹胀，大便干结难解，舌体瘦小，舌质红，少苔或有裂纹，脉弦细。

【治法】　养阴生津，散瘀清热。

膏方：生脉饮合增液承气汤加减复合膏

【组成】　玄参 150g、麦冬 120g、生地黄 120g、太子参 100g、五味子 120g、熟大黄 90g、枳实 120g、知母 120g、石膏 150g、川牛膝 120g、牡丹皮 120g、赤芍 120g。

【图解】

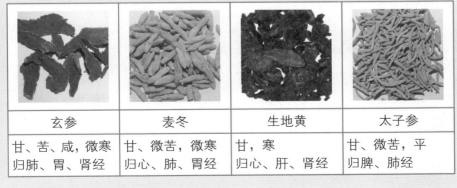

玄参	麦冬	生地黄	太子参
甘、苦、咸，微寒 归肺、胃、肾经	甘、微苦，微寒 归心、肺、胃经	甘，寒 归心、肝、肾经	甘、微苦，平 归脾、肺经

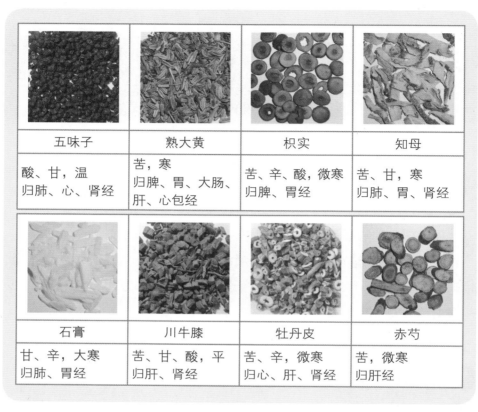

五味子	熟大黄	枳实	知母
酸、甘，温 归肺、心、肾经	苦，寒 归脾、胃、大肠、肝、心包经	苦、辛、酸，微寒 归脾、胃经	苦、甘，寒 归肺、胃、肾经
石膏	川牛膝	牡丹皮	赤芍
甘、辛，大寒 归肺、胃经	苦、甘、酸，平 归肝、肾经	苦、辛，微寒 归心、肝、肾经	苦，微寒 归肝经

（9）脾肾阳虚，命门火衰症

【症候】 精神差，面色㿠白白，形寒肢冷，食后腹胀满，腰膝酸冷，大便次数增多，便质稀溏，五更泻，舌质淡苔白，脉沉细。

【治法】 温补脾肾。

膏方：四神丸合诃子散加减复合膏

【组成】 补骨脂180g、吴茱萸150g、五味子150g、肉豆蔻120g、诃子120g、干姜90g、附子60g、山药180g、茯苓150g。

内分泌病证

调养膏方

【图解】

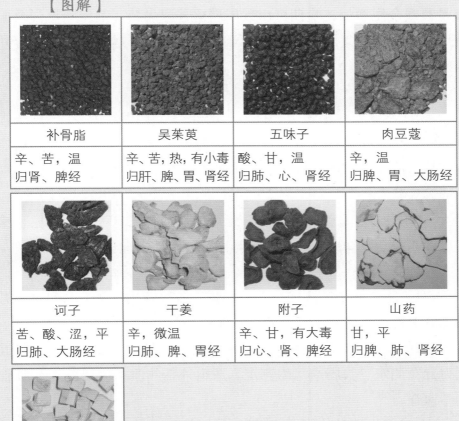

补骨脂	吴茱萸	五味子	肉豆蔻
辛、苦，温 归肾、脾经	辛、苦，热，有小毒 归肝、脾、胃、肾经	酸、甘，温 归肺、心、肾经	辛，温 归脾、胃、大肠经

诃子	干姜	附子	山药
苦、酸、涩，平 归肺、大肠经	辛，微温 归肺、脾、胃经	辛、甘，有大毒 归心、肾、脾经	甘，平 归脾、肺、肾经

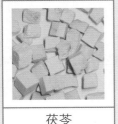

茯苓
甘、淡，平 归心、肺、脾、肾经

六、糖尿病泌尿系统病变

糖尿病泌尿系统病变，即糖尿病膀胱，又称糖尿病神经源性膀胱（diabetic neurogenic bladder，DNB），是糖尿病自主神经病变在泌尿生殖系统的表现，可表现为各种类型的膀胱功能异常，其中以

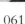

膀胱残余尿增多为其主要表现，随膀胱感觉减退、排尿无力、膀胱容量及残余尿增加，晚期可出现尿潴留、尿失禁、上尿路扩张及尿液反流，导致反复泌尿系感染甚至肾功能衰竭。本病属于消渴合并癃闭、遗溺范畴。

1. 临床表现

（1）症状：排尿无力、排尿启动延长、排尿次数减少、膀胱排空不完全感、尿意缺乏甚至完全无尿意、尿潴留、尿失禁，当尿液反流导致泌尿系感染时可出现发热寒战、腰痛、肾绞痛、尿频、尿急、尿痛等症状。

（2）体征：尿潴留患者排尿后仍有膀胱叩诊区浊音，泌尿系感染患者肋脊角及输尿管点压痛、肾区压痛及叩击痛。

2. 理化检查

（1）膀胱残余尿测定，并进行肾、输尿管、膀胱及前列腺（男性患者）检查，排除泌尿系结石及前列腺肥大者。

（2）尿流动力学检查：尿流率测定、膀胱压力容积测定、尿道压力分布测定、直肠内压力测定、尿道外括约肌和肛门外括约肌肌电图检查。

（3）正规清洁中段尿细菌定量培养，菌落数 ≥ 105CFU/mL；或清洁离心中段尿沉渣白细胞数 > 10 个 /HP；或膀胱穿刺尿培养细菌阳性。

3. 辨证膏方

糖尿病泌尿系统病变隶属中医癃闭、遗溺范畴，《黄帝内经》责之"膀胱不利""膀胱不约"，其病机不外四途：肥甘酒饮无节，酿成脾胃湿热，清浊相干，升降失序，湿热下流膀胱，膀胱气化不利，则为癃闭；或多逸少劳，形体日丰，肥人气虚，多湿多痰，痰浊凝聚足太阳膀胱经络，气化失司，膀胱不利为癃闭，不约为遗溺；或肺胃燥热，燥热伤津，津不载血，血行仄涩，瘀滞脉络，足太阳膀胱经气不舒，膀胱气化失司，遂为癃闭、遗溺；或消证大病，始

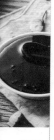

伤脾胃津液，继耗肝肾精血，肾失启闭，肝失疏泄，势必殃及膀胱。

（1）湿热下注症

【症候】　形体肥硕，口苦黏腻，且有秽气，肌肤烦痒，小便欲解不能，小腹胀急，大便或溏或结，舌胖大，苔浊腻而黄，脉濡滑。

【治法】　清利湿热。

膏方：清热渗湿汤合虎杖散复合膏

【组成】　黄连 30g、黄柏 45g、苍术 150g、白术 90g、泽泻 300g、淡竹叶 60g、赤茯苓 300g、甘草 45g、虎杖 300g。

【图解】

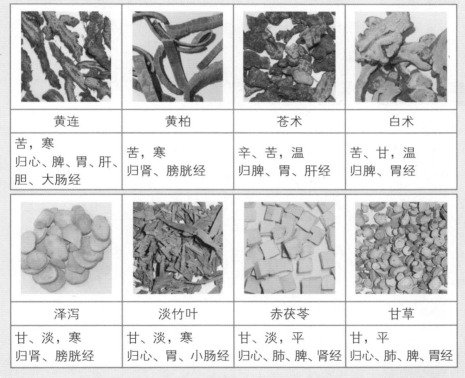

黄连	黄柏	苍术	白术
苦，寒 归心、脾、胃、肝、胆、大肠经	苦，寒 归肾、膀胱经	辛、苦，温 归脾、胃、肝经	苦、甘，温 归脾、胃经
泽泻	淡竹叶	赤茯苓	甘草
甘、淡，寒 归肾、膀胱经	甘、淡，寒 归心、胃、小肠经	甘、淡，平 归心、肺、脾、肾经	甘，平 归心、肺、脾、胃经

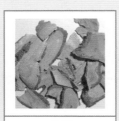

虎杖
微苦，微寒 归肝、胆、肺经

（2）瘀滞膀胱症

【症候】 小便欲解不能，或涓滴而出，小腹硬满，入夜尤甚。舌质紫暗，或有瘀斑，舌下静脉瘀紫，脉细涩或小弦。

【治法】 疏瘀行水。

膏方：蒲灰散合沉香琥珀散复合膏

【组成】 蒲黄（包）150g、滑石粉（包）180g、沉香30g、通草60g、忘忧根90g、萹蓄120g、小茴香（炒）30g、木通30g、血竭30g、海金沙（包）120g、木香60g。

【图解】

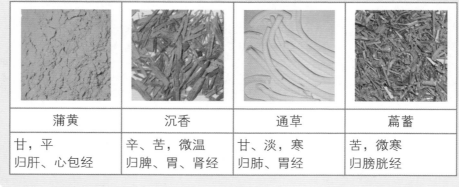

蒲黄	沉香	通草	萹蓄
甘，平 归肝、心包经	辛、苦，微温 归脾、胃、肾经	甘、淡，寒 归肺、胃经	苦，微寒 归膀胱经

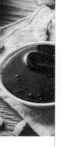

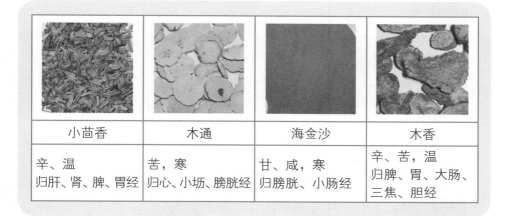

小茴香	木通	海金沙	木香
辛、温 归肝、肾、脾、胃经	苦，寒 归心、小坜、膀胱经	甘、咸，寒 归膀胱、小肠经	辛、苦，温 归脾、胃、大肠、三焦、胆经

（3）肝肾不足症

【症候】　头目昏眩，腰酸耳鸣，小便欲解不能，或涓滴而下，或不禁自遗。舌嫩红，苔黄，脉小弦。

【治法】　滋肾涵肝。

膏方：龟柏地黄汤合滋肾通关丸复合膏

【组成】　龟甲180g、白芍150g、熟地黄120g、黄柏45g、丹皮60g、山萸肉90g、山药120g、茯苓300g、肥知母90g、肉桂心12g、陈皮60g。

【图解】

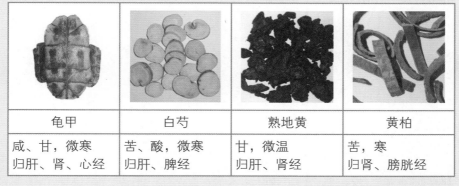

龟甲	白芍	熟地黄	黄柏
咸、甘，微寒 归肝、肾、心经	苦、酸，微寒 归肝、脾经	甘，微温 归肝、肾经	苦，寒 归肾、膀胱经

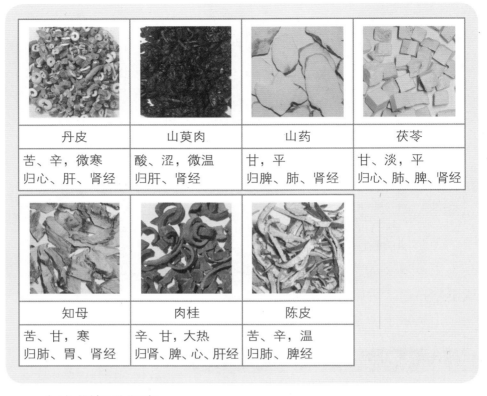

丹皮	山萸肉	山药	茯苓
苦、辛，微寒 归心、肝、肾经	酸、涩，微温 归肝、肾经	甘，平 归脾、肺、肾经	甘、淡，平 归心、肺、脾、肾经

知母	肉桂	陈皮	
苦、甘，寒 归肺、胃、肾经	辛、甘，大热 归肾、脾、心、肝经	苦、辛，温 归肺、脾经	

（4）阴损及阳症

【症候】　腰酸耳鸣，头目昏眩，小便欲解不能，或涓滴而下，或不禁自遗，大便或溏或结，形寒怯冷，四末欠温。舌淡红、边有齿痕，苔薄有津，脉沉细，两尺不足。

【治法】　滋阴温阳。

膏方：苁蓉膏

【组成】　肉苁蓉 90g、磁石 300g、熟地黄 120g、山茱萸 90g、肉桂 12g、山药 120g、牛膝（酒浸）120g、茯苓 300g、黄芪（盐水浸）450g、泽泻 300g、鹿茸（分吞）10g、远志（去心）60g、石斛 60g、覆盆子 90g、五味子 30g、草薢 120g、补骨脂 120g、巴戟天（酒浸）90g、龙骨 150g、菟丝子（酒浸）120g、杜仲 120g、附子 90g。

【图解】

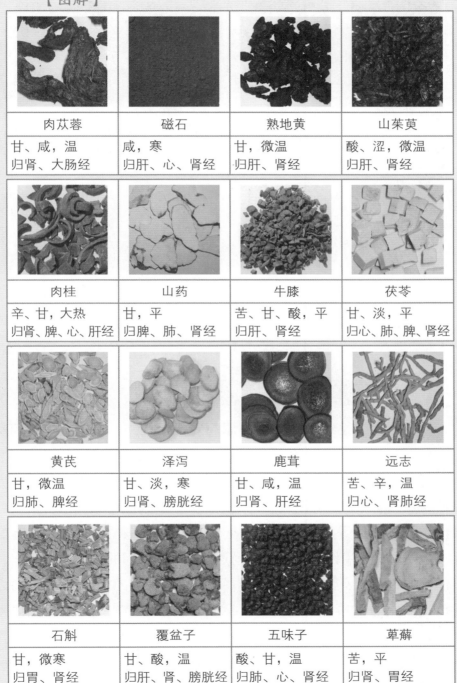

肉苁蓉	磁石	熟地黄	山茱萸
甘、咸，温 归肾、大肠经	咸，寒 归肝、心、肾经	甘，微温 归肝、肾经	酸、涩，微温 归肝、肾经
肉桂	山药	牛膝	茯苓
辛、甘，大热 归肾、脾、心、肝经	甘，平 归脾、肺、肾经	苦、甘、酸，平 归肝、肾经	甘、淡，平 归心、肺、脾、肾经
黄芪	泽泻	鹿茸	远志
甘，微温 归肺、脾经	甘、淡，寒 归肾、膀胱经	甘、咸，温 归肾、肝经	苦、辛，温 归心、肾肺经
石斛	覆盆子	五味子	萆薢
甘，微寒 归胃、肾经	甘、酸，温 归肝、肾、膀胱经	酸、甘，温 归肺、心、肾经	苦，平 归肾、胃经

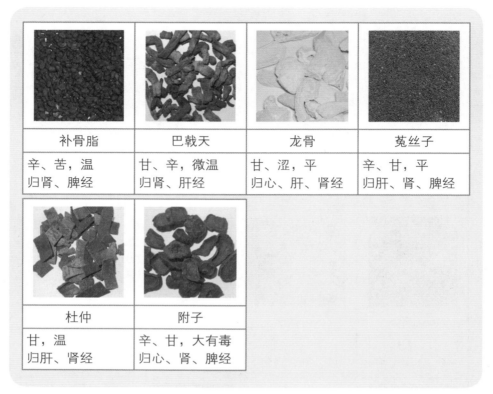

补骨脂	巴戟天	龙骨	菟丝子
辛、苦，温 归肾、脾经	甘、辛，微温 归肾、肝经	甘、涩，平 归心、肝、肾经	辛、甘，平 归肝、肾、脾经
杜仲	附子		
甘，温 归肝、肾经	辛、甘，大有毒 归心、肾、脾经		

七、糖尿病生殖系统病变

　　糖尿病生殖系统病变也是糖尿病并发症之一，糖尿病性勃起功能障碍（ED）发病率随着年龄的增长逐渐升高，在20~30岁的患者中，ED 的发生率为25%~30%，50 岁以上则升至50%~70%。成人男性糖尿病患者中，发生阳痿者占30%~60%，其次可出现逆行射精、早泄、性欲减退等症。糖尿病引起性功能障碍是缓慢发生的，开始症状不明显，阴茎勃起需要的时间逐渐延长，勃起的硬度逐渐减弱，不能完成性交，久之则形成阳痿。阳痿和早泄往往同步发生，随之性欲逐步减退，甚至出现性冷淡，形成混合性性功能障碍，阳痿常呈永久性。女性患者可出现性欲减退，卵巢萎缩，渐渐丧失生育能力。本病属于消渴合并阳痿、遗精范畴。

1. 临床表现

（1）症状：男性表现为勃起功能障碍、早泄、延迟射精、不射精、逆行性射精等，女性患者表现性欲低下、阴道润滑度下降、性兴奋障碍和性交困难。

（2）体征：男性在有性欲的情况下，阴茎不能勃起或能勃起但不坚硬。

2. 理化检查

（1）B超检查提示精囊腺体前后径、底前后径（fundus APD）和体/底（body/fundus）比例较正常男性显著增高。

（2）精子密度、总精子数、精子前向运动和正常精子形态异常，精子质量下降。

（3）性激素全套中睾酮水平低下。

（4）生物振动阈测量仪，刺激阈升高。

（5）阴茎内动脉血管造影。

3. 辨证膏方

阳痿是指青壮年男子，由于虚损、惊恐或湿热等原因，致使宗筋弛纵，引起阴茎萎软不举，或临房举而不坚的病症，与肝、肾、阳明三经有关，病机上可分为四类：命门火衰，或心脾气虚，或惊恐伤肾，或湿热下注。薛己在《明医杂著·卷三》按语中说："阴茎属肝之经络，盖肝者木也，如木得湛露则森立，遇酷暑则萎悴。"

（1）命门火衰症

【症候】　面色㿠白，阳事不举，夜尿频繁而短少、头晕目眩、精神萎靡、腰膝酸软、肢冷畏寒、舌淡苔白、脉多沉细。

【治法】　温补下元。

膏方：五子衍宗膏

【组成】　枸杞子200g、覆盆子200g、菟丝子200g、五味子200g、车前子200g、鹿角胶100g、肉苁蓉100g、淫羊藿100g、韭

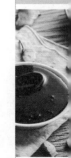

菜子 90g、仙茅 100g、杜仲 150g、肉桂 60g、巴戟天 100g。

【图解】

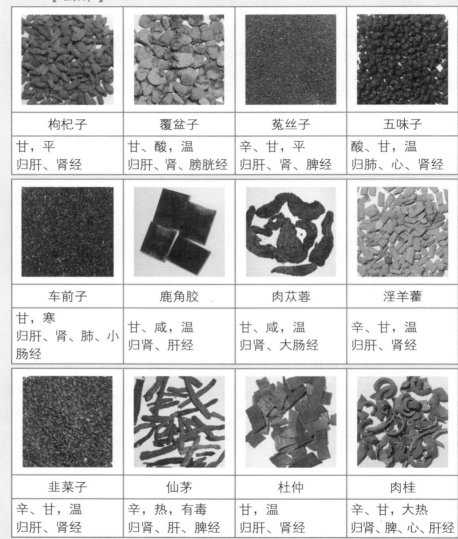

枸杞子	覆盆子	菟丝子	五味子
甘，平 归肝、肾经	甘、酸，温 归肝、肾、膀胱经	辛、甘，平 归肝、肾、脾经	酸、甘，温 归肺、心、肾经
车前子	鹿角胶	肉苁蓉	淫羊藿
甘，寒 归肝、肾、肺、小肠经	甘、咸，温 归肾、肝经	甘、咸，温 归肾、大肠经	辛、甘，温 归肝、肾经
韭菜子	仙茅	杜仲	肉桂
辛、甘，温 归肝、肾经	辛，热，有毒 归肾、肝、脾经	甘，温 归肝、肾经	辛、甘，大热 归肾、脾、心、肝经

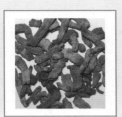

巴戟天
甘、辛，微温 归肾、肝经

（2）心脾气虚症

【症候】 精神不振，阳事不举、面色无华，夜寐不安、纳呆便溏、苔薄腻、舌质淡、脉虚或结代。

【治法】 补益心脾。

膏方：归脾膏

【组成】 人参100g、黄芪200g、白术160g、茯苓100g、当归120g、酸枣仁200g、远志120g、龙眼肉100g、甘草60g、木香90g、生姜30g、大枣30颗。

【图解】

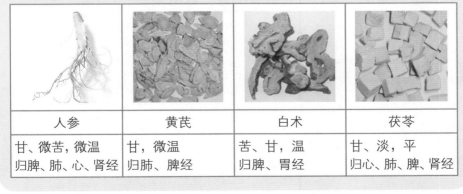

人参	黄芪	白术	茯苓
甘、微苦，微温 归脾、肺、心、肾经	甘，微温 归肺、脾经	苦、甘，温 归脾、胃经	甘、淡，平 归心、肺、脾、肾经

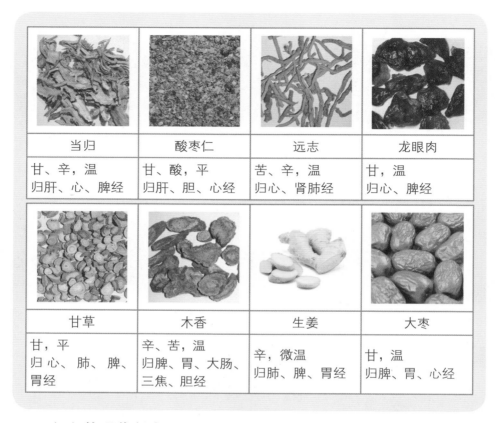

当归	酸枣仁	远志	龙眼肉
甘、辛，温 归肝、心、脾经	甘、酸，平 归肝、胆、心经	苦、辛，温 归心、肾肺经	甘，温 归心、脾经
甘草	木香	生姜	大枣
甘，平 归心、肺、脾、胃经	辛、苦，温 归脾、胃、大肠、三焦、胆经	辛，微温 归肺、脾、胃经	甘，温 归脾、胃、心经

（3）惊恐伤肾症

【症候】 阳痿不振，举而不刚，精神苦闷、胆怯多疑、闻声惊恐、心悸失眠、噩梦丛生、苔薄腻、脉弦细。

【治法】 益肾宁神。

膏方：大补元煎膏

【组成】 人参120g、熟地黄200g、山药200g、山茱萸200g、杜仲180g、当归150g、枸杞子200g、甘草60g、酸枣仁200g、远志160g、龙骨300g。

【图解】

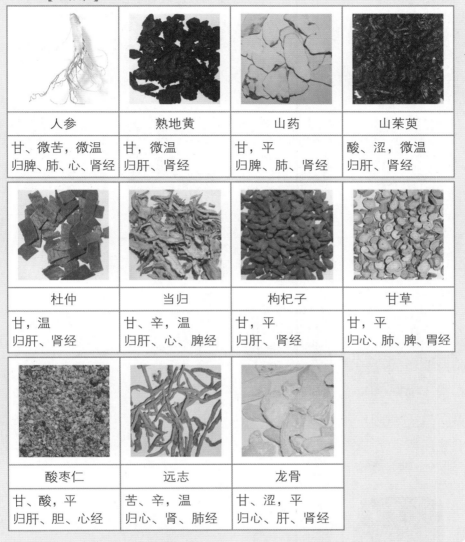

人参	熟地黄	山药	山茱萸
甘、微苦，微温 归脾、肺、心、肾经	甘，微温 归肝、肾经	甘，平 归脾、肺、肾经	酸、涩，微温 归肝、肾经
杜仲	当归	枸杞子	甘草
甘，温 归肝、肾经	甘、辛，温 归肝、心、脾经	甘，平 归肝、肾经	甘，平 归心、肺、脾、胃经
酸枣仁	远志	龙骨	
甘、酸，平 归肝、胆、心经	苦、辛，温 归心、肾、肺经	甘、涩，平 归心、肝、肾经	

（4）湿热下注症

【症候】　急躁易怒、阴囊潮湿、臊臭，睾丸疼痛、阴茎痿软、小便短赤、下肢酸困、苔黄腻、脉濡数。

【治法】　清化湿热。

膏方：龙胆泻肝膏

【组成】 龙胆草200g、黄芩120g、栀子120g、柴胡90g、木通90g、车前子120g、泽泻120g、当归200g、生地黄180g、茯苓120g。

【图解】

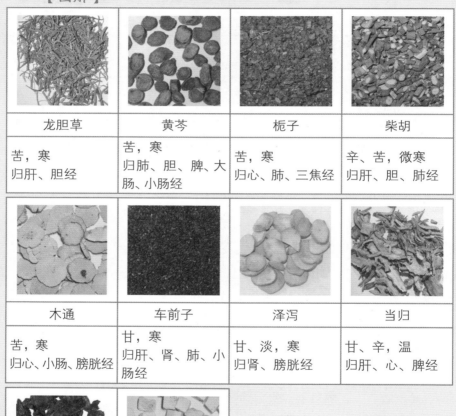

龙胆草	黄芩	栀子	柴胡
苦，寒 归肝、胆经	苦，寒 归肺、胆、脾、大肠、小肠经	苦，寒 归心、肺、三焦经	辛、苦，微寒 归肝、胆、肺经
木通	车前子	泽泻	当归
苦，寒 归心、小肠、膀胱经	甘，寒 归肝、肾、肺、小肠经	甘、淡，寒 归肾、膀胱经	甘、辛，温 归肝、心、脾经

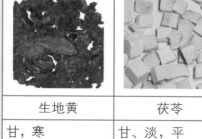

生地黄	茯苓
甘，寒 归心、肝、肾经	甘、淡，平 归心、肺、脾、肾经

八、糖尿病脑血管病变

糖尿病脑血管病变，是糖尿病患者易发的并发症，其临床特点以脑梗死、脑血栓形成等缺血性病变多见，而脑出血较少。另外在糖尿病脑血管病变中，中小动脉梗塞及多发性梗死多见，椎基底动脉系统比颅内动脉系统多见。

1. 临床表现

（1）症状：早期患者仅有头昏、头痛等非特异性症状，后期可有认知障碍、言语不利、半身感觉障碍、肢体活动障碍甚至意识障碍、昏迷甚至死亡等。

（2）体征：可有阳性病理征，共济失调，失语，四肢肌力及肌张力异常，昏迷等体征。

2. 理化检查

（1）患者多伴有高血压、血脂紊乱等改变，凝血功能可见 D-二聚体升高。

（2）对于糖尿病脑血管病变者，影像学检查比较重要，须进行颈动脉超声、颅脑 CT、颅脑 MRI、脑血管 MRA 等检查，必要时行脑动脉造影、腰椎穿刺。

3. 辨证膏方

糖尿病脑动脉硬化

（1）肾精不足，髓海空虚症

【症候】　眩晕、耳鸣、腰膝酸软，遗精滑泄、神疲健忘，少寐多梦。偏于阴虚者、五心烦热，颧红咽干，舌嫩红少苔，脉弦细数；偏于阳虚者，形寒肢冷，面色苍白或黧黑，舌质胖嫩，脉沉细。

【治法】　填精补髓充脑。偏于阴虚者滋阴，偏于阳虚者温阳。

膏方一：滋阴补肾膏

【来源】　左归丸《景岳全书》。

【组成】　熟地黄240g、山药120g、枸杞子120g、山萸肉120g、牛膝90g、鹿角胶120g、龟甲胶120g、菟丝子120g、麦冬90g。

【图解】

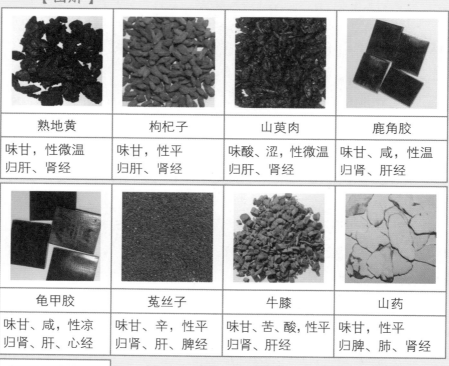

熟地黄	枸杞子	山萸肉	鹿角胶
味甘，性微温 归肝、肾经	味甘，性平 归肝、肾经	味酸、涩，性微温 归肝、肾经	味甘、咸，性温 归肾、肝经

龟甲胶	菟丝子	牛膝	山药
味甘、咸，性凉 归肾、肝、心经	味甘、辛，性平 归肾、肝、脾经	味甘、苦、酸，性平 归肾、肝经	味甘，性平 归脾、肺、肾经

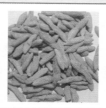

麦冬
味甘、微苦，性微寒 归肺、胃、心经

【制法】 先将药材加入有盖容器冷水浸泡（贵重药物除外），后加水煎煮 3 次，滤汁去渣，加热浓缩成膏（辅料可选用木糖醇、甜菊糖等），再将鹿角胶、龟甲胶加适量黄酒浸泡后隔水炖烊，冲入清膏和匀收膏即成。

【功效】 滋阴补肾。

【用法】 每次 10 ~ 15g，每日两次，含化咽下或用温开水冲服。

【注意事项】 在服膏方期间，如因误食所忌饮食，常能使膏方的疗效降低，或引起不良反应；应忌食生萝卜，因萝卜是破气消导之品。膏方不宜用茶水、牛奶送服。急性病如发热、腹泻期间或服用后舌苔厚腻者停服膏方。服用膏方后出现皮肤瘙痒等过敏症状，立即停服。服用膏方后出现牙龈、鼻腔出血或腹胀、纳差等症状可减量服用。

膏方二：温肾补阳膏

【来源】 右归丸《景岳全书》。

【组成】 肉桂 100g、鹿角胶 120g、熟地黄 250g、山药 120g、山萸肉 90g、枸杞子 120g、杜仲 120g、当归 90g、巴戟天 100g、淫羊藿 100g、龙骨 100g、牡蛎 100g。

【图解】

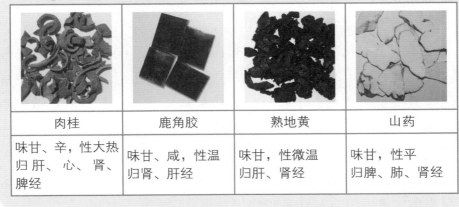

肉桂	鹿角胶	熟地黄	山药
味甘、辛，性大热 归肝、心、肾、脾经	味甘、咸，性温 归肾、肝经	味甘，性微温 归肝、肾经	味甘，性平 归脾、肺、肾经

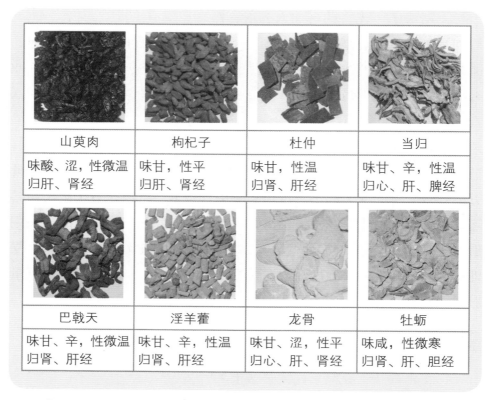

山萸肉	枸杞子	杜仲	当归
味酸、涩，性微温 归肝、肾经	味甘，性平 归肝、肾经	味甘，性温 归肾、肝经	味甘、辛，性温 归心、肝、脾经

巴戟天	淫羊藿	龙骨	牡蛎
味甘、辛，性微温 归肾、肝经	味甘、辛，性温 归肾、肝经	味甘、涩，性平 归心、肝、肾经	味咸，性微寒 归肾、肝、胆经

【制法】　先将药材加入有盖容器冷水浸泡（贵重药物除外），后加水煎煮3次，滤汁去渣，加热浓缩成膏（辅料可选用木糖醇、甜菊糖等），再将鹿角胶加适量黄酒浸泡后隔水炖烊，冲入清膏和匀收膏即成。

【功效】　温肾补阳。

【用法】　每次10~15g，每日两次，含化咽下或用温开水冲服。

【注意事项】　在服膏方期间，如因误食所忌饮食，常能使膏方的疗效降低，或引起不良反应；应忌食生萝卜，因萝卜是破气消导之品。膏方不宜用茶水、牛奶送服。急性病如发热、腹泻期间或服用后舌苔厚腻者停服膏方。服用膏方后出现皮肤瘙痒等过敏症状，立即停服。服用膏方后出现牙龈、鼻腔出血或腹胀、纳差等症状可减量服用。本方不宜与赤石脂同用。

（2）中气不足，气血虚弱症

【症候】 眩晕，动则加甚，劳累则发，神疲懒言，气短声怯，心悸怔忡，健忘少寐，纳谷不香，面色苍白或萎黄，唇甲无华，舌质淡嫩，边有齿痕，脉细弱。

【治法】 补气养血益脑。

膏方：补气养血膏

【来源】 当归补血汤（《兰室秘藏》）合济生肾气丸（《济生方》）加减。

【组成】 黄芪200g、当归100g、附子150g、肉桂150g、熟地黄200g、山药150g、山萸肉150g、茯苓150g、牡丹皮150g、泽泻150g、牛膝150g。

【图解】

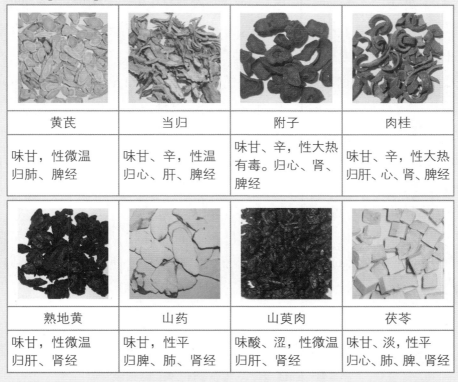

黄芪	当归	附子	肉桂
味甘，性微温 归肺、脾经	味甘、辛，性温 归心、肝、脾经	味甘、辛，性大热有毒。归心、肾、脾经	味甘、辛，性大热 归肝、心、肾、脾经

熟地黄	山药	山萸肉	茯苓
味甘，性微温 归肝、肾经	味甘，性平 归脾、肺、肾经	味酸、涩，性微温 归肝、肾经	味甘、淡，性平 归心、肺、脾、肾经

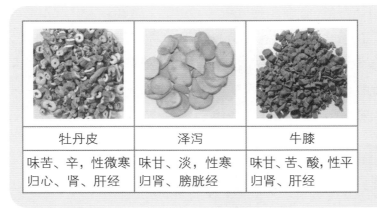

牡丹皮	泽泻	牛膝
味苦、辛,性微寒 归心、肾、肝经	味甘、淡,性寒 归肾、膀胱经	味甘、苦、酸,性平 归肾、肝经

【制法】　先将药材加入有盖容器冷水浸泡（贵重药物除外），后加水煎煮3次，滤汁去渣，加热浓缩成膏（辅料可选用木糖醇、甜菊糖等）。

【功效】　补气养血。

【用法】　每次10~15g，每日两次，含化咽下或用温开水冲服。

【注意事项】　在服膏方期间，如因误食所忌饮食，常能使膏方的疗效降低，或引起不良反应；应忌食生萝卜，因萝卜是破气消导之品。膏方不宜用茶水、牛奶送服。急性病如发热、腹泻期间或服用后舌苔厚腻者停服膏方。服用膏方后出现皮肤瘙痒等过敏症状，立即停服。服用膏方后出现牙龈、鼻腔出血或腹胀、纳差等症状可减量服用。阴虚潮热者慎用。本方服用时间不宜过长。本方不宜与赤石脂同用。

（3）阴阳失调，肝阳上亢症

【症候】　眩晕耳鸣，头痛且胀，面色潮红，急躁易怒，失眠多梦，每遇恼怒或烦劳则加重，目赤，口苦，尿赤，便秘、舌红苔黄燥，脉弦或弦数。

【治法】　平肝潜阳，熄风清脑。

膏方：镇肝熄风膏

【来源】　镇肝熄风汤（《医学衷中参西录》）。

【组成】　怀牛膝 150g、生龙骨 150g、生牡蛎 150g、玄参 200g、代赭石 150g、白芍 150g、天门冬 150g、茵陈 150g、川楝子 100g、甘草 60g。

【图解】

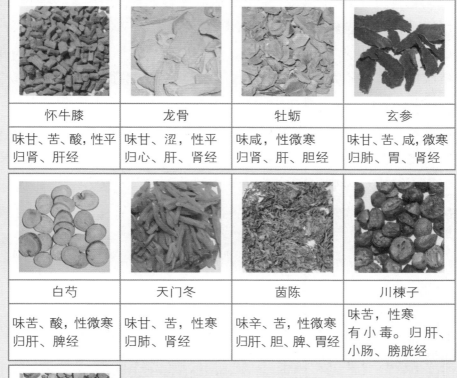

怀牛膝	龙骨	牡蛎	玄参
味甘、苦、酸，性平 归肾、肝经	味甘、涩，性平 归心、肝、肾经	味咸，性微寒 归肾、肝、胆经	味甘、苦、咸，微寒 归肺、胃、肾经

白芍	天门冬	茵陈	川楝子
味苦、酸，性微寒 归肝、脾经	味甘、苦，性寒 归肺、肾经	味辛、苦，性微寒 归肝、胆、脾、胃经	味苦，性寒 有小毒。归肝、小肠、膀胱经

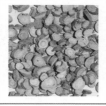

甘草
味甘，性平 归心、肺、脾、胃经

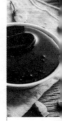

【制法】　先将药材加入有盖容器冷水浸泡（贵重药物除外），后加水煎煮3次，滤汁去渣，加热浓缩成膏即成。

【功效】　镇肝熄风。

【用法】　每次10~15g，每日两次，含化咽下或用温开水冲服。

【注意事项】　在服膏方期间，如因误食所忌饮食，常能使膏方的疗效降低，或引起不良反应；应忌食生萝卜，因萝卜是破气消导之品。膏方不宜用茶水、牛奶送服。急性病如发热、腹泻期间或服用后舌苔厚腻者停服膏方。服用膏方后出现皮肤瘙痒等过敏症状，立即停服。服用膏方后出现牙龈、鼻腔出血或腹胀、纳差等症状可减量服用。本方不宜长期服用，且不宜与藜芦同时服用。

（4）脾肺气虚，痰浊中阻症

【症候】　眩晕、头重如蒙，胸闷恶心，呕吐痰涎，倦息无力，舌苔白腻，脉濡滑。

【治法】　健脾燥湿，化痰熄风。

膏方：化痰熄风膏

【来源】　半夏白术天麻汤《医学心悟》合二陈汤《太平惠民和剂局方》加减。

【组成】　半夏150g、天麻150g、茯苓120g、白术180g、甘草60g、陈皮120g、薏苡仁200g、胆南星120g、橘红120g、大枣150g、生姜150g。

【图解】

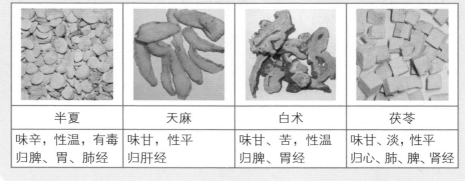

半夏	天麻	白术	茯苓
味辛，性温，有毒 归脾、胃、肺经	味甘，性平 归肝经	味甘、苦，性温 归脾、胃经	味甘、淡,性平 归心、肺、脾、肾经

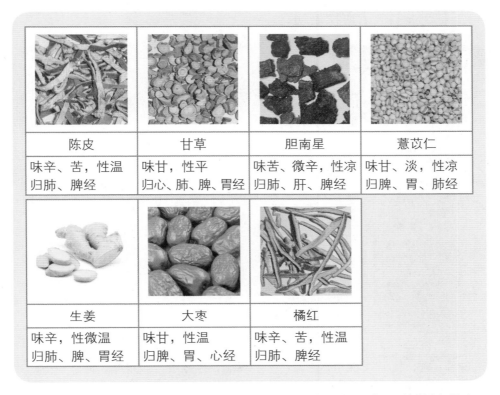

陈皮	甘草	胆南星	薏苡仁
味辛、苦，性温 归肺、脾经	味甘，性平 归心、肺、脾、胃经	味苦、微辛，性凉 归肺、肝、脾经	味甘、淡，性凉 归脾、胃、肺经

生姜	大枣	橘红	
味辛，性微温 归肺、脾、胃经	味甘，性温 归脾、胃、心经	味辛、苦，性温 归肺、脾经	

【制法】　先将药材加入有盖容器冷水浸泡（贵重药物除外），后加水煎煮3次，滤汁去渣，加热浓缩成膏即成。

【功效】　化痰熄风。

【用法】　每次10～15g，每日两次，含化咽下或用温开水冲服。

【注意事项】　在服膏方期间，如因误食所忌饮食，常能使膏方的疗效降低，或引起不良反应；应忌食生萝卜，因萝卜是破气消导之品。膏方不宜用茶水、牛奶送服。急性病如发热、腹泻期间或服用后舌苔厚腻者停服膏方。服用膏方后出现皮肤瘙痒等过敏症状，立即停服。服用膏方后出现牙龈、鼻腔出血或腹胀、纳差等症状可减量服用。本方不宜与藜芦、乌头同时服用。

（5）痰瘀内停，脉络阻滞症

【症候】　眩晕、头痛、面色黧黑，舌质紫暗，健忘，夜寐不安，多梦或精神异常，舌边有瘀点或瘀斑，脉弦涩或细涩。

【治法】 活血祛瘀通窍。

膏方：化痰祛瘀膏

【来源】 通窍活血汤《医林改错》合半夏白术天麻汤《医学心悟》加减。

【组成】 桃仁90g、红花60g、赤芍100g、川芎100g、半夏90g、白术120g、天麻60g、泽泻90g、茯苓120g、茯神120g、蒲黄（包煎）90g、白芷90g、石菖蒲90g、远志90g。

【图解】

桃仁	红花	赤芍	川芎
味甘、苦，性平 归心、肝、大肠经	味辛，性温 归心、肝经	味苦，性微寒 归肝经	味辛，性温 归肝、胆、心包经

半夏	天麻	白术	泽泻
味辛，性温，有毒 归脾、胃、肺经	味甘，性平 归肝经	味甘、苦，性温 归脾、胃经	味甘、淡，性寒 归肾、膀胱经

茯苓	茯神	蒲黄	白芷
味甘、淡，性平 归心、肺、脾、肾经	味甘、淡，性平 归心、肺、脾、肾经	味甘，性平 归肝、心包经	味辛，性温 归胃、大肠、肺经

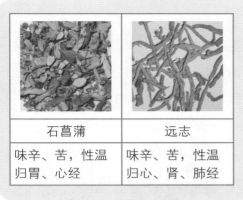

石菖蒲	远志
味辛、苦，性温 归胃、心经	味辛、苦，性温 归心、肾、肺经

【制法】　先将药材加入有盖容器冷水浸泡（贵重药物除外），后加水煎煮 3 次，滤汁去渣，加热浓缩成膏即成。

【功效】　化痰祛瘀。

【用法】　每次 10～15g，每日两次，含化咽下或用温开水冲服。

【注意事项】　在服膏方期间，如因误食所忌饮食，常能使膏方的疗效降低，或引起不良反应；应忌食生萝卜，因萝卜是破气消导之品。膏方不宜用茶水、牛奶送服。急性病如发热、腹泻期间或服用后舌苔厚腻者停服膏方。服用膏方后出现皮肤瘙痒等过敏症状，立即停服。服用膏方后出现牙龈、鼻腔出血或腹胀、纳差等症状可减量服用。本方服用时间不宜过长。不宜与藜芦、乌头同用。

糖尿病脑卒中

（1）风痰上扰、痹阻脉络症

【症候】　半身不遂，偏身麻木，口角㖞斜，或舌强语言謇涩，头晕目眩，舌质暗淡，舌苔薄白或白腻，脉弦滑。

【治法】　化痰熄风，活血通络。

膏方：化痰通络膏

【来源】　牵正散《杨氏家藏方》。

【组成】　附子 60g、白僵蚕 60g、全蝎 25g、鸡血藤 100g、川芎 90g、赤芍和白芍各 90g，当归 90g、法半夏 90g、苍术和白术各 90g，天麻 60g、郁金 90g、胆南星 90g、茯苓 120g、陈皮 90g、石菖蒲 90g、钩藤 90g。

【图解】

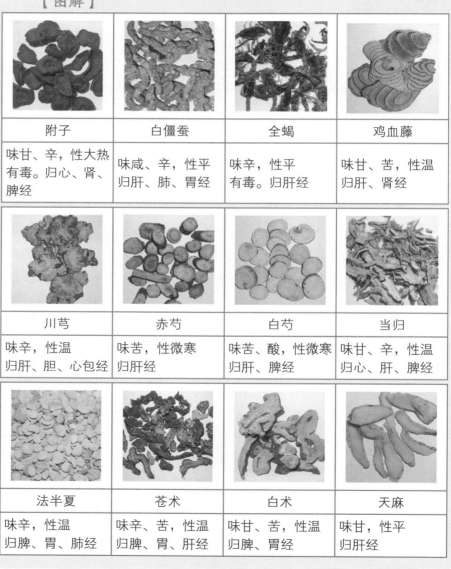

附子	白僵蚕	全蝎	鸡血藤
味甘、辛，性大热有毒。归心、肾、脾经	味咸、辛，性平归肝、肺、胃经	味辛，性平有毒。归肝经	味甘、苦，性温归肝、肾经
川芎	赤芍	白芍	当归
味辛，性温归肝、胆、心包经	味苦，性微寒归肝经	味苦、酸，性微寒归肝、脾经	味甘、辛，性温归心、肝、脾经
法半夏	苍术	白术	天麻
味辛，性温归脾、胃、肺经	味辛、苦，性温归脾、胃、肝经	味甘、苦，性温归脾、胃经	味甘，性平归肝经

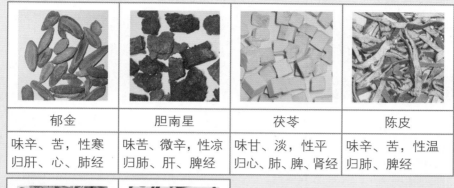

郁金	胆南星	茯苓	陈皮
味辛、苦，性寒 归肝、心、肺经	味苦、微辛，性凉 归肺、肝、脾经	味甘、淡，性平 归心、肺、脾、肾经	味辛、苦，性温 归肺、脾经

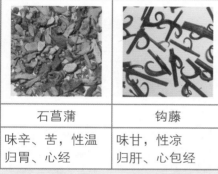

石菖蒲	钩藤
味辛、苦，性温 归胃、心经	味甘，性凉 归肝、心包经

【制法】　先将药材加入有盖容器冷水浸泡（贵重药物除外），后加水煎煮 3 次，滤汁去渣，加热浓缩成膏即成。

【功效】　化痰通络。

【用法】　每次 10～15g，每日两次，含化咽下或用温开水冲服。

【注意事项】　在服膏方期间，如因误食所忌饮食，常能使膏方的疗效降低，或引起不良反应；应忌食生萝卜，因萝卜是破气消导之品。膏方不宜用茶水、牛奶送服。急性病如发热、腹泻期间或服用后舌苔厚腻者停服膏方。服用膏方后出现皮肤瘙痒等过敏症状，立即停服。服用膏方后出现牙龈、鼻腔出血或腹胀、纳差等症状可减量服用。本方不宜长期服用，且不宜与丁香、藜芦、乌头同时服用。

（2）气阴两虚、络脉瘀阻症

【症候】　半身不遂，偏身麻木，或见口角㖞斜，或见舌强语謇，倦怠乏力，气短懒言，口干渴，自汗盗汗、五心烦热，心悸失眠，

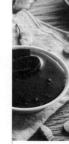

小便或黄或赤，大便干，舌体胖大，边有齿痕，舌苔薄或见剥脱，脉弦细无力或脉细数。

【治法】 益气养阴，活血通络。

膏方：理血通络膏

【来源】 补阳还五汤《医林改错》合生脉散《医学起源》化裁。

【组成】 黄芪250g、党参150g、山药200g、玄参200g、麦冬150g、葛根90g、五味子150g、当归150g、川芎150g、桃仁和红花各100g、赤芍和白芍各100g、鸡血藤300g、牛膝100g、桑寄生200g。

【图解】

黄芪	党参	山药	玄参
味甘，性微温 归肺、脾经	味甘，性平 归肺、脾经	味甘，性平 归脾、肺、肾经	味苦、甘、咸，性微寒 归肺、胃、肾经

麦冬	葛根	五味子	当归
味甘、微苦，性微寒 归肺、胃、心经	味甘、辛，性凉 归脾、胃、肺经	味甘、酸，性温 归肺、心、肾经	味甘、辛，性温 归心、肝、脾经

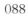

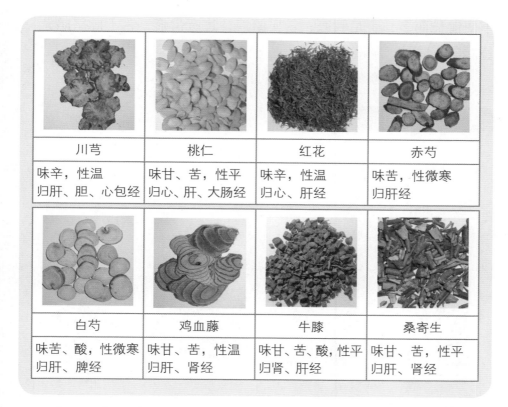

川芎	桃仁	红花	赤芍
味辛，性温 归肝、胆、心包经	味甘、苦，性平 归心、肝、大肠经	味辛，性温 归心、肝经	味苦，性微寒 归肝经
白芍	鸡血藤	牛膝	桑寄生
味苦、酸，性微寒 归肝、脾经	味甘、苦，性温 归肝、肾经	味甘、苦、酸，性平 归肾、肝经	味甘、苦，性平 归肝、肾经

【制法】　先将药材加入有盖容器冷水浸泡（贵重药物除外），后加水煎煮 3 次，滤汁去渣，加热浓缩成膏即成。

【功效】　活血通络。

【用法】　每次 10～15g，每日两次，含化咽下或用温开水冲服。

【注意事项】　在服膏方期间，如因误食所忌饮食，常能使膏方的疗效降低，或引起不良反应；应忌食生萝卜，因萝卜是破气消导之品。膏方不宜用茶水、牛奶送服。急性病如发热、腹泻期间或服用后舌苔厚腻者停服膏方。服用膏方后出现皮肤瘙痒等过敏症状，立即停服。服用膏方后出现牙龈、鼻腔出血或腹胀、纳差等症状可减量服用。本方不宜与藜芦同时服用。

（3）气虚血瘀症

【症候】　半身不遂，肢体偏瘫，偏身麻木，口角㖞斜，口流清涎，言语謇涩，寡言少语，面色苍白，气短乏力，自汗出，心悸，大便溏，

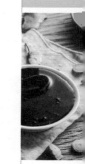

小便清长而多，手足肿胀，舌质暗淡，边有齿痕，舌下脉络暗紫，苔薄白或白腻，脉沉细或细弦。

【治法】 益气活血，通经活络。

膏方：益气活血膏

【来源】 补阳还五汤《医林改错》。

【组成】 生黄芪 300g、当归尾 150g、赤芍 100g、川芎 100g、桃仁 100g、藏红花 60g、川地龙 150g、丹参 150g、鸡血藤 300g、川牛膝 120g。

【图解】

生黄芪	当归	赤芍	川芎
味甘，性微温 归肺、脾经	味甘、辛，性温 归心、肝、脾经	味苦，性微寒 归肝经	味辛，性温 归肝、胆、心包经

桃仁	红花	地龙	丹参
味甘、苦，性平 归心、肝、大肠经	味辛，性温 归心、肝经	味咸，性寒 归肝、脾、膀胱经	味苦，性微寒 归心、肝经

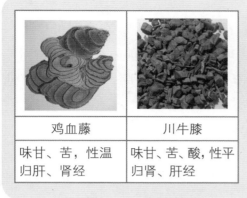

鸡血藤	川牛膝
味甘、苦，性温 归肝、肾经	味甘、苦、酸，性平 归肾、肝经

【制法】 先将药材加入有盖容器冷水浸泡（贵重药物除外），后加水煎煮3次，滤汁去渣，加热浓缩成膏即成。

【功效】 益气活血。

【用法】 每次10～15g，每日两次，含化咽下或用温开水冲服。

【注意事项】 在服膏方期间，如因误食所忌饮食，常能使膏方的疗效降低，或引起不良反应；应忌食生萝卜，因萝卜是破气消导之品。膏方不宜用茶水、牛奶送服。急性病如发热、腹泻期间或服用后舌苔厚腻者停服膏方。服用膏方后出现皮肤瘙痒等过敏症状，立即停服。服用膏方后出现牙龈、鼻腔出血或腹胀、纳差等症状可减量服用。本方不宜与藜芦同用。

九、糖尿病心血管病变

1. 临床表现

（1）症状：1/3以上的患者常出现无痛性心肌梗死。常见的症状有心前区不适、胸痛、胸闷气促、心慌、发绀、水肿甚至猝死等。

（2）体征：心脏增大、心动过速或过缓，心律失常，心音减弱。心力衰竭时肺部可闻及啰音，下肢水肿。

2. 理化检查

（1）血液检查：肌钙蛋白、肌红蛋白、心肌酶谱均有不同程度升高，部分患者可同时伴有白细胞计数、D-二聚体、血小板计数升高。另外，血脂紊乱也很常见。

（2）影像检查：胸部 X 线检查显示心脏增大。心电图可显示：左心室肥厚，ST 段、T 波改变，病理性 Q 波，期前收缩、传导阻滞。心脏彩超可见心脏增大，心功能检查射血分数下降。冠脉造影可见冠脉不同程度狭窄或闭塞等。

3. 辨证膏方

急性发作期

（1）痰湿痹阻胸阳症

【症候】　心胸憋闷、疼痛彻背，形体肥胖，神疲眠差，口干不喜饮、舌暗苔内腻，脉弦滑或细滑。

【治法】　化痰除湿、宽胸开痹。

膏方：化痰开痹膏

【来源】　瓜蒌薤白半夏汤《金匮要略》。

【组成】　瓜蒌 150g、薤白 90g、枳壳 90g、陈皮 90g、清半夏 90g、茯苓 120g、丹参 150g、葛根 250g、赤芍和白芍各 250g、僵蚕 120g、甘草 60g。

【图解】

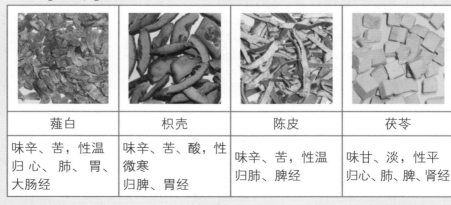

薤白	枳壳	陈皮	茯苓
味辛、苦，性温 归心、肺、胃、大肠经	味辛、苦、酸，性微寒 归脾、胃经	味辛、苦，性温 归肺、脾经	味甘、淡，性平 归心、肺、脾、肾经

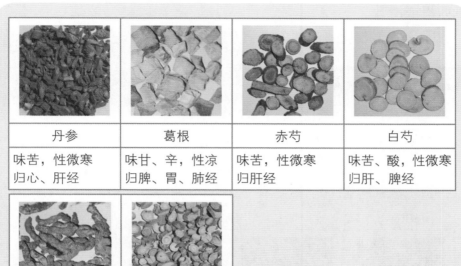

丹参	葛根	赤芍	白芍
味苦，性微寒 归心、肝经	味甘、辛，性凉 归脾、胃、肺经	味苦，性微寒 归肝经	味苦、酸，性微寒 归肝、脾经

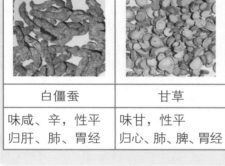

白僵蚕	甘草
味咸、辛，性平 归肝、肺、胃经	味甘，性平 归心、肺、脾、胃经

【制法】 先将药材加入有盖容器冷水浸泡（贵重药物除外），后加水煎煮3次，滤汁去渣，加热浓缩成膏即成。

【功效】 化痰开痹。

【用法】 每次10～15g，每日两次，含化咽下或用温开水冲服。

【注意事项】 在服膏方期间，如因误食所忌饮食，常能使膏方的疗效降低，或引起不良反应；应忌食生萝卜，因萝卜是破气消导之品。膏方不宜用茶水、牛奶送服。急性病如发热、腹泻期间或服用后舌苔厚腻者停服膏方。服用膏方后出现皮肤瘙痒等过敏症状，立即停服。服用膏方后出现牙龈、鼻腔出血或腹胀、纳差等症状可减量服用。本方不宜与藜芦、乌头同时服用。

（2）痰热痹阻胸阳症

【症候】 心胸憋闷，胸痛背沉，心烦失眠，或有干呕，口中黏腻，神疲多梦，大便干结，心下按之则痛，舌质暗红，苔黄腻，脉弦滑或滑数。

【治法】 化痰清热、宽胸开痹。

【来源】 小陷胸汤。

【组成】 瓜蒌150g、黄连90g、枳壳90g、陈皮90g、清半夏90g、茯苓120g、丹参150g、葛根250g，赤芍和白芍各250g，桑白皮150g、白僵蚕120g、甘草60g。

【图解】

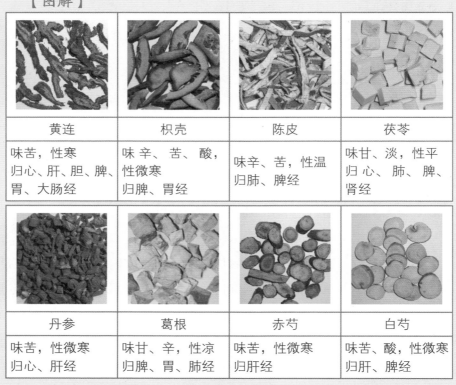

黄连	枳壳	陈皮	茯苓
味苦，性寒 归心、肝、胆、脾、胃、大肠经	味辛、苦、酸，性微寒 归脾、胃经	味辛、苦，性温 归肺、脾经	味甘、淡，性平 归心、肺、脾、肾经

丹参	葛根	赤芍	白芍
味苦，性微寒 归心、肝经	味甘、辛，性凉 归脾、胃、肺经	味苦，性微寒 归肝经	味苦、酸，性微寒 归肝、脾经

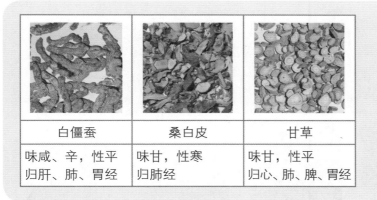

白僵蚕	桑白皮	甘草
味咸、辛，性平 归肝、肺、胃经	味甘，性寒 归肺经	味甘，性平 归心、肺、脾、胃经

【制法】 先将药材加入有盖容器冷水浸泡（贵重药物除外），后加水煎煮3次，滤汁去渣，加热浓缩成膏即成。

【功效】 清痰开痹。

【用法】 每次10～15g，每日两次，含化咽下或用温开水冲服。

【注意事项】 在服膏方期间，如因误食所忌饮食，常能使膏方的疗效降低，或引起不良反应；应忌食生萝卜，因萝卜是破气消导之品。膏方不宜用茶水、牛奶送服。急性病如发热、腹泻期间或服用后舌苔厚腻者停服膏方。服用膏方后出现皮肤瘙痒等过敏症状，立即停服。服用膏方后出现牙龈、鼻腔出血或腹胀、纳差等症状可减量服用。本方不宜与藜芦、乌头同时服用。

（3）气滞血瘀症

【症候】 胸闷胸痛，胸胁胀痛，刺痛，疼痛发作与情绪有关，善太息，或有口苦，情志不舒，月经不调，经有血块，舌质紫暗，苔白起沫，脉弦沉。

【治法】 活血化瘀，行气止痛。

膏方：化瘀止痛膏

【来源】 血府逐瘀汤《医林改错》。

【组成】 柴胡90g、枳壳90g、白芍250g、桃仁120g、

红花 90g、当归 120g、川芎 120g、赤芍 250g、山楂 120g、葛根 250g、丹参 150g、姜黄 120g、鬼箭羽 150g、桔梗 60g、川牛膝 120g、甘草 60g。

【图解】

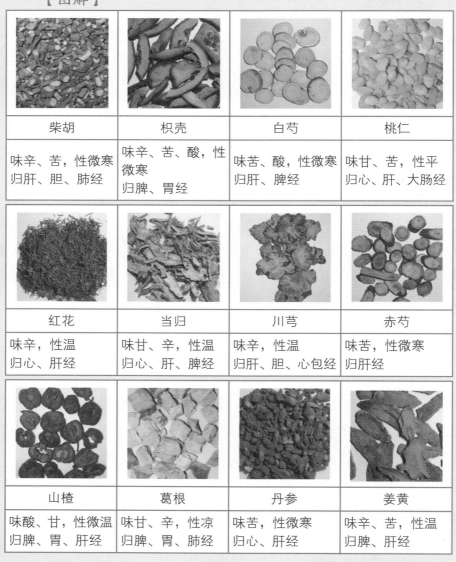

柴胡	枳壳	白芍	桃仁
味辛、苦，性微寒 归肝、胆、肺经	味辛、苦、酸，性微寒 归脾、胃经	味苦、酸，性微寒 归肝、脾经	味甘、苦，性平 归心、肝、大肠经
红花	当归	川芎	赤芍
味辛，性温 归心、肝经	味甘、辛，性温 归心、肝、脾经	味辛，性温 归肝、胆、心包经	味苦，性微寒 归肝经
山楂	葛根	丹参	姜黄
味酸、甘，性微温 归脾、胃、肝经	味甘、辛，性凉 归脾、胃、肺经	味苦，性微寒 归心、肝经	味辛、苦，性温 归脾、肝经

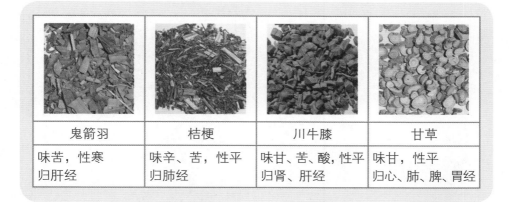

鬼箭羽	桔梗	川牛膝	甘草
味苦，性寒 归肝经	味辛、苦，性平 归肺经	味甘、苦、酸，性平 归肾、肝经	味甘，性平 归心、肺、脾、胃经

【制法】 先将药材加入有盖容器冷水浸泡（贵重药物除外），后加水煎煮 3 次，滤汁去渣，加热浓缩成膏即成。

【功效】 化瘀止痛。

【用法】 每次 10 ~ 15g，每日两次，含化咽下或用温开水冲服。

【注意事项】 在服膏方期间，如因误食所忌饮食，常能使膏方的疗效降低，或引起不良反应；应忌食生萝卜，因萝卜是破气消导之品。膏方不宜用茶水、牛奶送服。急性病如发热、腹泻期间或服用后舌苔厚腻者停服膏方。服用膏方后出现皮肤瘙痒等过敏症状，立即停服。服用膏方后出现牙龈、鼻腔出血或腹胀、纳差等症状可减量服用。本方不宜与藜芦同时服用。

（4）气虚痰阻伴气滞血瘀症

【症候】 心痛时作，气短乏力，脘腹痛胀，二便不调，纳食不馨，舌胖暗淡，苔白腻，脉沉细而降，或弦滑。

【治法】 益气化痰，顺气活血。

膏方：益气活血化痰膏

【来源】 六君子汤《医学正传》合并温胆汤《备急千金要方》化裁。

【组成】 黄芪 200g、当归 120g、川芎 120g、葛根 250g、

丹参 150g、鬼箭羽 150g、陈皮 90g、清半夏 120g、沙参 120g、白术 120g、茯苓 150g、枳壳 90g、苏梗 60g、甘草 60g。

【图解】

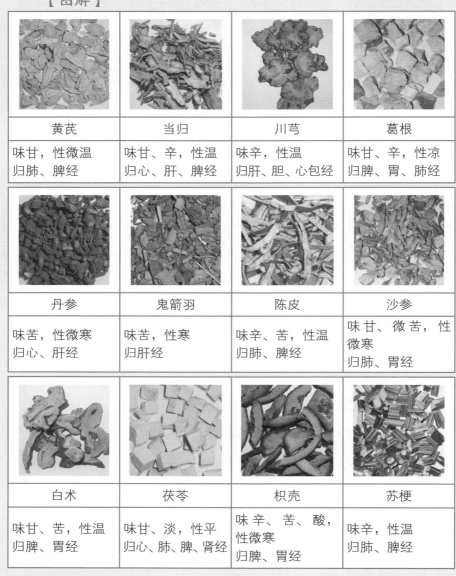

黄芪	当归	川芎	葛根
味甘，性微温 归肺、脾经	味甘、辛，性温 归心、肝、脾经	味辛，性温 归肝、胆、心包经	味甘、辛，性凉 归脾、胃、肺经

丹参	鬼箭羽	陈皮	沙参
味苦，性微寒 归心、肝经	味苦，性寒 归肝经	味辛、苦，性温 归肺、脾经	味甘、微苦，性微寒 归肺、胃经

白术	茯苓	枳壳	苏梗
味甘、苦，性温 归脾、胃经	味甘、淡，性平 归心、肺、脾、肾经	味辛、苦、酸，性微寒 归脾、胃经	味辛，性温 归肺、脾经

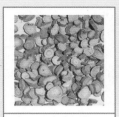

甘草

味甘，性平
归心、肺、脾、胃经

【制法】　先将药材加入有盖容器冷水浸泡（贵重药物除外），后加水煎煮3次，滤汁去渣，加热浓缩成膏即成。

【功效】　益气活血化痰。

【用法】　每次10～15g，每日两次，含化咽下或用温开水冲服。

【注意事项】　在服膏方期间，如因误食所忌饮食，常能使膏方的疗效降低，或引起不良反应；应忌食生萝卜，因萝卜是破气消导之品。膏方不宜用茶水、牛奶送服。急性病如发热、腹泻期间或服用后舌苔厚腻者停服膏方。服用膏方后出现皮肤瘙痒等过敏症状，立即停服。服用膏方后出现牙龈、鼻腔出血或腹胀、纳差等症状可减量服用。本方不宜与乌头、藜芦同时服用。

（5）气阴两虚伴气滞血瘀症

【症候】　心痛时作，胸闷气短，口干咽燥，疲乏无力，大便偏干，舌质暗红或嫩红有裂，少苔或薄白苔，脉细数或弦细数。

【治法】　益气养阴、理气活血。

膏方：益气养阴活血膏

【来源】　生脉散《医学启源》、香苏散《太平惠民和剂局方》合并丹参饮《时方歌括》化裁。

【组成】　黄芪200g、沙参150g、玄参250g、知母150g、

生地黄 250g、当归 120g、川芎 120g、鬼箭羽 150g、葛根 250g、丹参 150g、地骨皮 250g、甘松 120g、苏梗 60g、陈皮 90g、枳壳 90g、香橼 60g、佛手 60g。

【图解】

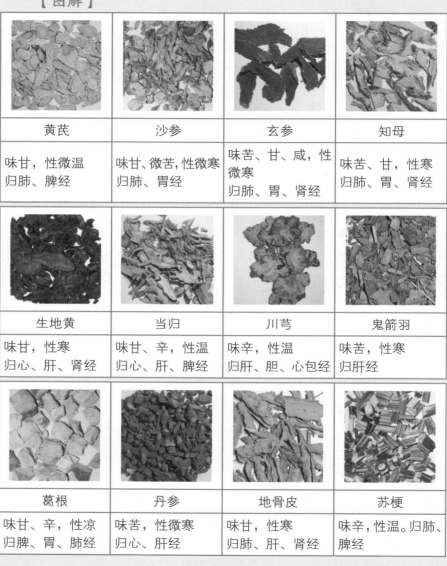

黄芪	沙参	玄参	知母
味甘，性微温 归肺、脾经	味甘、微苦,性微寒 归肺、胃经	味苦、甘、咸，性微寒 归肺、胃、肾经	味苦、甘，性寒 归肺、胃、肾经
生地黄	当归	川芎	鬼箭羽
味甘，性寒 归心、肝、肾经	味甘、辛，性温 归心、肝、脾经	味辛，性温 归肝、胆、心包经	味苦，性寒 归肝经
葛根	丹参	地骨皮	苏梗
味甘、辛，性凉 归脾、胃、肺经	味苦，性微寒 归心、肝经	味甘，性寒 归肺、肝、肾经	味辛,性温。归肺、脾经

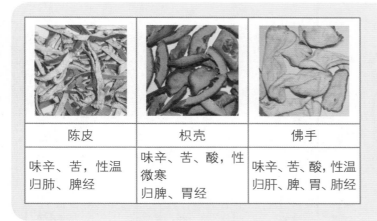

陈皮	枳壳	佛手
味辛、苦，性温 归肺、脾经	味辛、苦、酸，性微寒 归脾、胃经	味辛、苦、酸，性温 归肝、脾、胃、肺经

【制法】　先将药材加入有盖容器冷水浸泡（贵重药物除外），后加水煎煮 3 次，滤汁去渣，加热浓缩成膏即成。

【功效】　益气养阴活血。

【用法】　每次 10～15g，每日两次，含化咽下或用温开水冲服。

【注意事项】　在服膏方期间，如因误食所忌饮食，常能使膏方的疗效降低，或引起不良反应；应忌食生萝卜，因萝卜是破气消导之品。膏方不宜用茶水、牛奶送服。急性病如发热、腹泻期间或服用后舌苔厚腻者停服膏方。服用膏方后出现皮肤瘙痒等过敏症状，立即停服。服用膏方后出现牙龈、鼻腔出血或腹胀、纳差等症状可减量服用。本方不宜与藜芦同用。

（6）阴阳俱虚，血瘀饮停症

【症候】　心胸憋闷，疼痛，背寒如掌大，咳嗽气促，或咳吐清涎，不喜饮水，舌暗苔白水滑，脉细弦滑或沉细滑。

【治法】　滋阴助阳，化饮活血。

膏方：滋阴助阳活血膏

【来源】　苓桂术甘汤《金匮要略》。

【组成】　黄芪 150g、猪苓 120g、茯苓 120g、桂枝 90g、白术 150g、苍术 150g、沙参 150g、葛根 250g、丹参 150g、

鬼箭羽 50g、淫羊藿 150g、甘草 60g。

【图解】

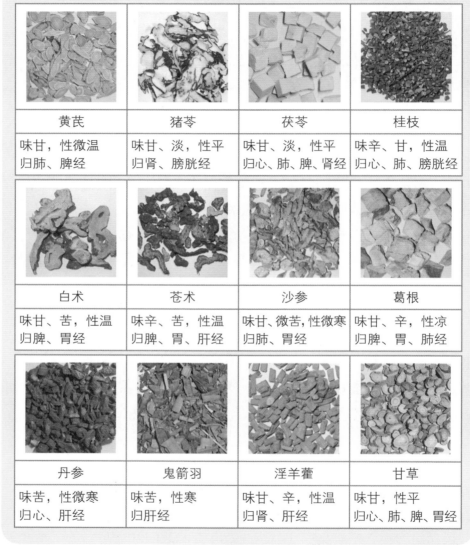

黄芪	猪苓	茯苓	桂枝
味甘，性微温 归肺、脾经	味甘、淡，性平 归肾、膀胱经	味甘、淡，性平 归心、肺、脾、肾经	味辛、甘，性温 归心、肺、膀胱经
白术	苍术	沙参	葛根
味甘、苦，性温 归脾、胃经	味辛、苦，性温 归脾、胃、肝经	味甘、微苦，性微寒 归肺、胃经	味甘、辛，性凉 归脾、胃、肺经
丹参	鬼箭羽	淫羊藿	甘草
味苦，性微寒 归心、肝经	味苦，性寒 归肝经	味甘、辛，性温 归肾、肝经	味甘，性平 归心、肺、脾、胃经

【制法】　先将药材加入有盖容器冷水浸泡（贵重药物除外），后加水煎煮 3 次，滤汁去渣，加热浓缩成膏即成。

【功效】　滋阴助阳活血。

【用法】　每次 10 ~ 15g，每日两次，含化咽下或用温开水冲服。

中医
内分泌病证
调养膏方

【注意事项】 在服膏方期间，如因误食所忌饮食，常能使膏方的疗效降低，或引起不良反应；应忌食生萝卜，因萝卜是破气消导之品。膏方不宜用茶水、牛奶送服。急性病如发热、腹泻期间或服用后舌苔厚腻者停服膏方。服用膏方后出现皮肤瘙痒等过敏症状，立即停服。服用膏方后出现牙龈、鼻腔出血或腹胀、纳差等症状可减量服用。本方不宜与甘遂、大戟、海藻、芫花、藜芦同用。

缓解期或慢性发作期

（1）血瘀气滞症

【症候】 胸部胀闷、情绪低落，或身体局部针刺感或刺痛，或喜太息，或四肢欠温，或心悸，或唇舌发绀、苔薄，脉涩。

【治法】 活血化瘀，理气舒郁。

膏方：理气活血膏

【来源】 血府逐瘀汤《医林改错》。

【组成】 桃仁100g、红花60g、川芎100g、当归60g、生地黄100g、赤芍100g、枳壳100g、柴胡100g、桔梗100g、川牛膝160g、葛根100g、青皮100g。

【图解】

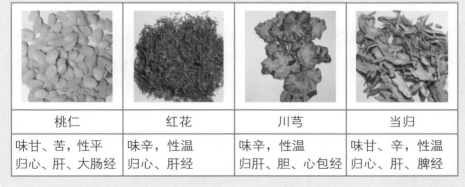

桃仁	红花	川芎	当归
味甘、苦，性平 归心、肝、大肠经	味辛，性温 归心、肝经	味辛，性温 归肝、胆、心包经	味甘、辛，性温 归心、肝、脾经

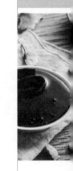

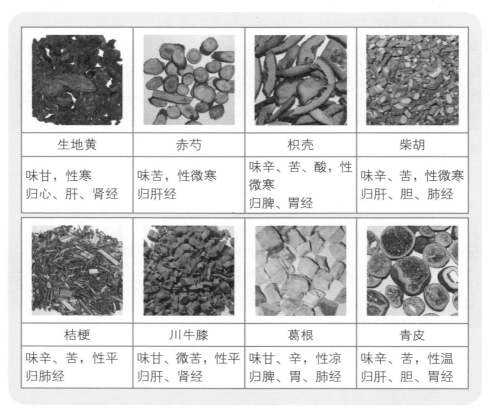

生地黄	赤芍	枳壳	柴胡
味甘，性寒 归心、肝、肾经	味苦，性微寒 归肝经	味辛、苦、酸，性微寒 归脾、胃经	味辛、苦，性微寒 归肝、胆、肺经
桔梗	川牛膝	葛根	青皮
味辛、苦，性平 归肺经	味甘、微苦，性平 归肝、肾经	味甘、辛，性凉 归脾、胃、肺经	味辛、苦，性温 归肝、胆、胃经

【制法】 先将药材加入有盖容器冷水浸泡（贵重药物除外），后加水煎煮3次，滤汁去渣，加热浓缩成膏即成。

【功效】 理气活血。

【用法】 每次10～15g，每日两次，含化咽下或用温开水冲服。

【注意事项】 在服膏方期间，如因误食所忌饮食，常能使膏方的疗效降低，或引起不良反应；应忌食生萝卜，因萝卜是破气消导之品。膏方不宜用茶水、牛奶送服。急性病如发热、腹泻期间或服用后舌苔厚腻者停服膏方。服用膏方后出现皮肤瘙痒等过敏症状，立即停服。服用膏方后出现牙龈、鼻腔出血或腹胀、纳差等症状可减量服用。本方不宜与藜芦同时服用。

（2）气阴两虚兼气滞血瘀症

【症候】 疲乏或肢体无力，口干，或大便干，肤色灰暗，唇舌不鲜，或胸闷，易于疲劳；舌质淡红，苔薄，脉细弱而数。

【治法】 益气养阴，活血行气。

膏方：益气养阴活血膏

【来源】 生脉散《医学启源》合血府逐瘀汤《医林改错》加减。

【组成】 太子参150g、黄芪150g、麦冬100g、五味子60g、山药100g、郁金100g、川牛膝150g、桃仁60g、枳壳100g、香附100g。

【图解】

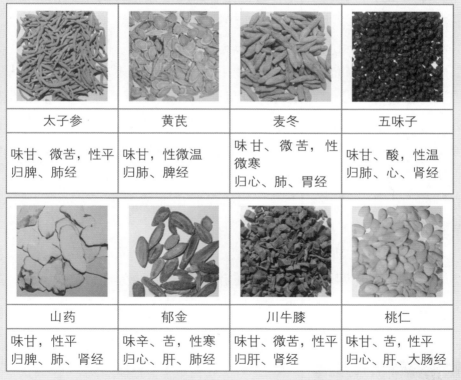

太子参	黄芪	麦冬	五味子
味甘、微苦，性平 归脾、肺经	味甘，性微温 归肺、脾经	味甘、微苦，性微寒 归心、肺、胃经	味甘、酸，性温 归肺、心、肾经

山药	郁金	川牛膝	桃仁
味甘，性平 归脾、肺、肾经	味辛、苦，性寒 归心、肝、肺经	味甘、微苦，性平 归肝、肾经	味甘、苦，性平 归心、肝、大肠经

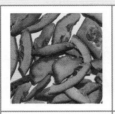	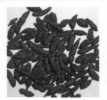
枳壳	香附
味辛、苦、酸，性微寒 归脾、胃经	味辛、微甘、微苦，性平 归肝、脾、三焦经

【制法】　先将药材加入有盖容器冷水浸泡（贵重药物除外），后加水煎煮 3 次，滤汁去渣，加热浓缩成膏即成。

【功效】　益气养阴活血。

【用法】　每次 10～15g，每日两次，含化咽下或用温开水冲服。

【注意事项】　在服膏方期间，如因误食所忌饮食，常能使膏方的疗效降低，或引起不良反应；应忌食生萝卜，因萝卜是破气消导之品。膏方不宜用茶水、牛奶送服。急性病如发热、腹泻期间或服用后舌苔厚腻者停服膏方。服用膏方后出现皮肤瘙痒等过敏症状，立即停服。服用膏方后出现牙龈、鼻腔出血或腹胀、纳差等症状可减量服用。

（3）阳气亏损、痰瘀互结症

【症候】　四肢肤色暗淡，肢体微肿，四肢欠温，神疲困乏，喜坐少动；舌质胖，唇舌紫暗或有瘀点，舌苔腻；脉细。

【治法】　益气助阳，活血祛痰。

膏方：助阳祛瘀膏

【来源】　真武汤《伤寒论》。

【组成】　茯苓 10g、白芍 10g、白术 10g、附子 6g、桂枝 6g、丹参 10g、瓜蒌 10g、赤芍 10g、郁金 10g、薤白 10g、

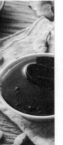

法半夏 10g、白芥子 10g。

【图解】

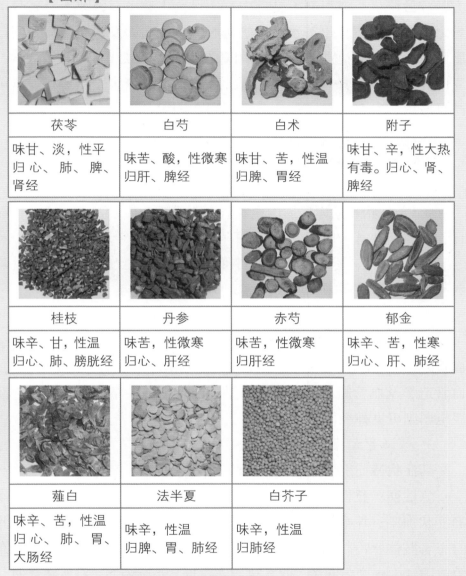

茯苓	白芍	白术	附子
味甘、淡，性平 归心、肺、脾、肾经	味苦、酸，性微寒 归肝、脾经	味甘、苦，性温 归脾、胃经	味甘、辛，性大热 有毒。归心、肾、脾经
桂枝	丹参	赤芍	郁金
味辛、甘，性温 归心、肺、膀胱经	味苦，性微寒 归心、肝经	味苦，性微寒 归肝经	味辛、苦，性寒 归心、肝、肺经
薤白	法半夏	白芥子	
味辛、苦，性温 归心、肺、胃、大肠经	味辛，性温 归脾、胃、肺经	味辛，性温 归肺经	

【制法】 先将药材加入有盖容器冷水浸泡（贵重药物除外），后加水煎煮3次，滤汁去渣，加热浓缩成膏即成。

【功效】 助阳祛瘀。

【用法】　每次 10～15g，每日两次，含化咽下或用温开水冲服。

【注意事项】　在服膏方期间，如因误食所忌饮食，常能使膏方的疗效降低，或引起不良反应；应忌食生萝卜，因萝卜是破气消导之品。膏方不宜用茶水、牛奶送服。急性病如发热、腹泻期间或服用后舌苔厚腻者停服膏方。服用膏方后出现皮肤瘙痒等过敏症状，立即停服。服用膏方后出现牙龈、鼻腔出血或腹胀、纳差等症状可减量服用。本方不宜与藜芦、乌头同时服用。

十、糖尿病周围血管病变

1. 临床表现

（1）症状：糖尿病周围血管病变常表现为肢端发凉，间歇性跛行，下肢静息痛，皮肤溃疡甚至坏疽等。

（2）体征：患肢皮肤温度可降低，皮肤颜色改变，动脉搏动减弱或消失，下肢溃疡、坏死。

2. 理化检查

对于周围血管病变，需检查肱踝臂指数（ABI）、血管造影、血管超声、神经肌电图检测、足底压力测试等。ABI 多在 0.9 以下，血管造影及血管超声可发现血管呈不同程度地狭窄甚至闭塞，神经肌电图则可见神经传导速度减低。

3. 辨证膏方

其症状特征主要分为两个阶段。

急性期：急性期肢体缺血症候群进行性加剧，肢冷、麻木、疼痛症状加剧，坏疽或溃疡扩展，分泌物多、疮周红肿或湿烂等。此时患者肢体寒冷，为脉络不通、阳气不达所致，非外寒入络之实寒象或阳气大虚之虚寒象，此真热假寒之证，必缓消之，待血脉稍通，则肢体自暖。本期痰疾久郁化热，可兼夹湿热、湿毒或热毒为患，为邪盛新康发生阶段，治疗以祛邪为先、清通为主，清解湿毒、软坚化痰。

慢性稳定期：疮面溃疡尚未愈合，坏疽已停止发展，渐趋分界。肢体缺血症候群趋向好转缓解，静息痛缓解，皮温稍复，为邪退生新正虚瘀留阶段，此期治疗以调理脏腑功能、缓消清通为原则，以免伐伤正气，损害脾门肝肾。采用扶正补虚、软坚通脉为主，清通为辅。

应用中药膏方辨证论治糖尿病周围血管病变，主要分为两型。

（1）瘀血阻络症

【症候】　面色晦暗，胸中闷痛，肢体发凉，麻木刺痛，夜间加重，步态跛行，唇紫，下肢肌肤暗红或青紫，跌阳脉减弱或消失。舌暗或有瘀斑，或舌下青筋紫暗怒张，苔薄白或少苔，脉沉涩。

【治法】　活血化瘀，温经通络。

膏方：化瘀通痹膏

【来源】　阳和汤《外科证治全生集》合血府逐瘀汤《医林改错》加减。

【组成】　熟地黄250g、肉桂60g、桂枝60g、甘草30g、桃仁120g、红花100g、当归90g、生地黄90g、桔梗100g、牛膝90g、川芎100g、赤芍100g、枳壳60g、柴胡60g。

【图解】

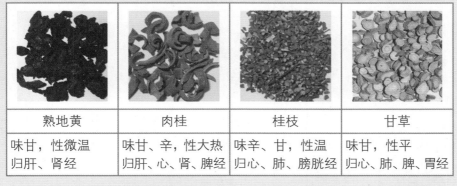

熟地黄	肉桂	桂枝	甘草
味甘，性微温 归肝、肾经	味甘、辛，性大热 归肝、心、肾、脾经	味辛、甘，性温 归心、肺、膀胱经	味甘，性平 归心、肺、脾、胃经

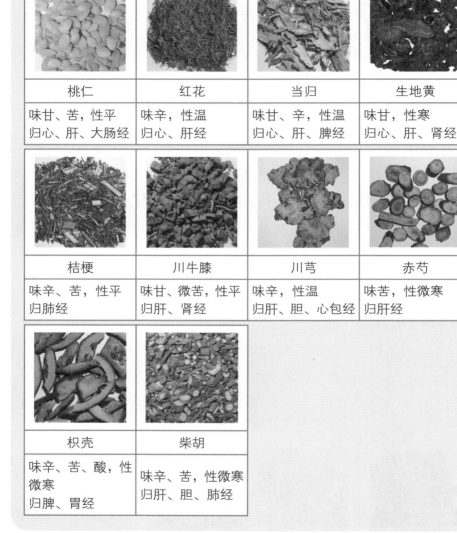

桃仁	红花	当归	生地黄
味甘、苦，性平 归心、肝、大肠经	味辛，性温 归心、肝经	味甘、辛，性温 归心、肝、脾经	味甘，性寒 归心、肝、肾经
桔梗	川牛膝	川芎	赤芍
味辛、苦，性平 归肺经	味甘、微苦，性平 归肝、肾经	味辛，性温 归肝、胆、心包经	味苦，性微寒 归肝经
枳壳	柴胡		
味辛、苦、酸，性 微寒 归脾、胃经	味辛、苦，性微寒 归肝、胆、肺经		

【制法】　先将药材加入有盖容器冷水浸泡（贵重药物除外），后加水煎煮 3 次，滤汁去渣，加热浓缩成膏即成。

【功效】　化瘀通痹。

【用法】　每次 10～15g，每日两次，含化咽下或用温开水冲服。

【注意事项】　在服膏方期间，如因误食所忌饮食，常能使膏

中医
内分泌病证
调养膏方

方的疗效降低，或引起不良反应。膏方不宜用茶水、牛奶送服。急性病如发热、腹泻期间或服用后舌苔厚腻者停服膏方。服用膏方后出现皮肤瘙痒等过敏症状，立即停服。服用膏方后出现牙龈、鼻腔出血或腹胀、纳差等症状可减量服用。本方不宜与藜芦、赤石脂同时服用。

（2）热毒炽盛症

【症候】　烦渴多饮，大便秘结，小便黄赤。下肢或足部溃破，以稠脓为主，或深及肌肉筋骨，皮色暗红或呈黑色，局部可见红肿，疼痛难忍，脓腐恶臭。趺阳脉搏动减弱或消失。舌质暗红或红绛，苔黄或灰黑，脉数。

【治法】　清热解毒，活血止痛。

膏方：清热活血膏

【来源】　四妙勇安汤《验方新编》。

【组成】　金银花 150g、玄参 90g、当归 60g、甘草 30g、黄柏 60g、苍术 60g、知母 100g、泽泻 100g、桃仁 90g、红花 90g、生地黄 100g、鸡血藤 300g。

【图解】

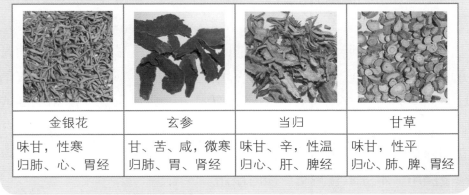

金银花	玄参	当归	甘草
味甘，性寒 归肺、心、胃经	甘、苦、咸，微寒 归肺、胃、肾经	味甘、辛，性温 归心、肝、脾经	味甘，性平 归心、肺、脾、胃经

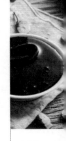

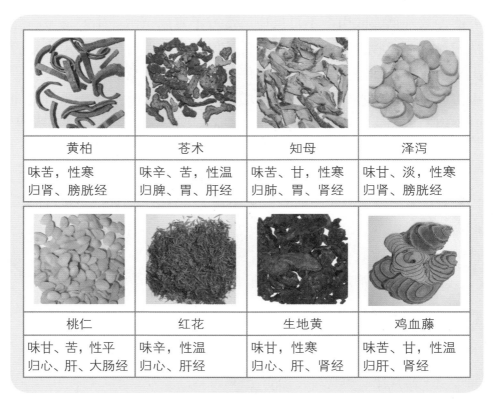

黄柏	苍术	知母	泽泻
味苦，性寒 归肾、膀胱经	味辛、苦，性温 归脾、胃、肝经	味苦、甘，性寒 归肺、胃、肾经	味甘、淡，性寒 归肾、膀胱经
桃仁	红花	生地黄	鸡血藤
味甘、苦，性平 归心、肝、大肠经	味辛，性温 归心、肝经	味甘，性寒 归心、肝、肾经	味苦、甘，性温 归肝、肾经

【制法】　先将药材加入有盖容器冷水浸泡（贵重药物除外），后加水煎煮3次，滤汁去渣，加热浓缩成膏即成。

【功效】　清热活血。

【用法】　每次10～15g，每日两次，含化咽下或用温开水冲服。

【注意事项】　在服膏方期间，如因误食所忌饮食，常能使膏方的疗效降低，或引起不良反应；应忌食生萝卜，因萝卜是破气消导之品。膏方不宜用茶水、牛奶送服。急性病如发热、腹泻期间或服用后舌苔厚腻者停服膏方。服用膏方后出现皮肤瘙痒等过敏症状，立即停服。服用膏方后出现牙龈、鼻腔出血或腹胀、纳差等症状可减量服用。本方不宜与藜芦同时服用。

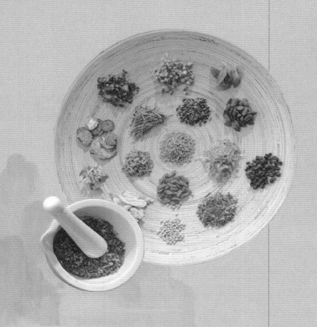

甲状腺疾病
调养膏方

一、甲状腺功能亢进症

甲状腺功能亢进症，简称"甲亢"，是由于甲状腺功能增高，合成和分泌甲状腺激素增多，引起氧化过程加快，代谢率增高的一组常见内分泌病。其主要临床表现为神经兴奋性增高，呈高代谢状态，多有甲状腺弥漫性肿大，主要症状有怕热、多汗、心慌、体重减轻，常伴有眼球突出。引起甲亢的病因较多，毒性弥漫性甲状腺肿（Graves 病，GD）最为常见，占所有甲亢的85%左右。本病属于中医学的"瘿病""气瘿"等范畴。

1. 临床表现

甲亢临床表现主要为循环中甲状腺激素过多引起，其症状和体征的严重程度与病史长短、激素升高的程度和病人年龄等因素相关。

主要症状：①高代谢综合征：疲乏无力，怕热多汗，皮肤潮湿，多食善饥，体重显著下降等。②精神神经系统：多言好动，紧张焦虑，易怒，失眠不安，记忆力减退，手和眼睑震颤。③心血管系统：心悸气短，心动过速，脉压增大。④消化系统：稀便，排便次数增加，重者可有肝大，肝功能异常。⑤肌肉骨骼系统：主要是甲状腺毒症性周期性瘫痪，主要累及下肢，少数发生甲亢性肌病，肌无力多累及近心端的肩胛和骨盆带肌群。⑥造血系统：循环血淋巴细胞比例增加，单核细胞增加，可能白细胞总数减低及血小板减少。⑦生殖系统：女性月经减少或闭经，偶有乳腺增生；男性阳痿。

体征：大多数患者甲状腺呈对称性弥漫性肿大，一般无压痛和结节，质地中等，甲状腺上、下极可触及震颤，听诊可闻及血管杂音。部分患者有非浸润性或浸润性突眼，少数患者伴有胫前局部黏液性水肿。心血管系统表现有心率增快、心脏扩大、心律失常、脉压增大等。

2. 实验室及辅助检查

（1）血清促甲状腺素（TSH）和甲状腺激素：血清 TSH 浓度的变化是反映甲状腺功能最敏感的指标，是筛查甲亢的第一线指标。一般甲亢患者 TSH < 0.1mIU/L。血清游离 T_4（FT_4）和游离 T_3（FT_3）水平不受甲状腺素结合球蛋白（TGB）的影响，较总 T_3（TT_3）、T_4（TT_4）测定能更准确地反映甲状腺的功能状态。甲亢时 FT_3 和 FT_4 均升高，且 FT_3 较 FT_4 升高更早，幅度更大；亚临床甲亢时，两者可能在正常范围。

（2）甲状腺自身抗体：TSH 受体刺激抗体（TRAb）是鉴别甲亢病因、诊断 GD 的重要指标之一，新诊断的 GD 患者 75% ~ 96% 有 TRAb 阳性。50% ~ 90%GD 患者的甲状腺球蛋白抗体（TGAb）与甲状腺过氧化物酶抗体（TPOAb）为阳性，是自身免疫病因的佐证，但滴度不如慢性淋巴细胞性甲状腺炎高。

（3）^{131} 碘摄取率：甲亢时 ^{131} 碘摄取率表现为摄取量增加，摄取高峰前移，甲亢类型的甲状腺毒症 ^{131} 碘摄取率增高，非甲亢类型的甲状腺毒症 ^{131} 碘摄取率减低。

（4）影像学检查：甲状腺核素显像，对于诊断甲状腺自主高功能腺瘤和毒性多结节性甲状腺肿有意义。甲状腺超声检查，可测量甲状腺的体积、组织回声等。CT 和 MRI，可用于显示甲状腺和甲状腺与周围组织的关系。甲状腺细针穿刺细胞学检查（FNAC），主要在病因诊断方面有确诊意义。

3. 辨证膏方

本病以情志失调、肝火亢盛、素体阴虚为主要病因，本病初起多实，以气郁为先，兼有肝火亢盛、痰气凝结和瘀血阻滞；病久多虚，主要为阴虚、气虚、气阴两虚、阴虚火旺，日久阴虚可渐损及阳，而成阴阳两虚之证。因此，本病属本虚标实之证，以气郁、痰凝、血瘀为标，以气阴亏虚为本，在疏肝解郁、理气化痰、活血祛瘀时，勿忘滋养阴血、补益元气。

（1）气阴两虚症

【症候】 甲状腺轻、中度肿大，质软，心悸心慌，气短，倦怠乏力，汗多纳差，腹泻便溏，苔薄白，脉细或细数无力。

【治法】 益气养阴，化痰消瘿。

膏方一：复方甲亢膏

【来源】 引自胡熙明《中国中医秘方大全》余永普方，屡用效佳。对轻中度甲亢效果较好，对重度甲亢与抗甲状腺药物并用，可以提高疗效。也可以作为抗甲状腺药物治疗缓解后的巩固治疗，以防复发。药物制成膏剂，服用亦较方便。

【组成】 黄芪 150g、党参 150g、麦冬 150g、白芍 150g、夏枯草 150g、地黄 300g、丹参 300g、牡蛎 300g、苏子 100g、五味子 100g、香附 100g、白芥子 60g。

【图解】

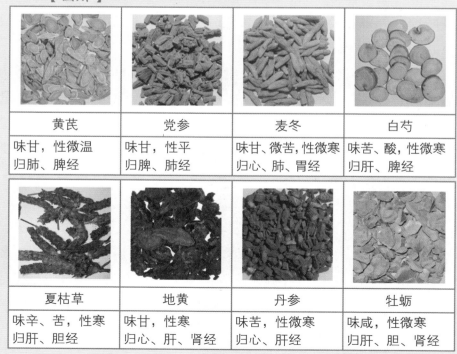

黄芪	党参	麦冬	白芍
味甘，性微温 归肺、脾经	味甘，性平 归脾、肺经	味甘、微苦，性微寒 归心、肺、胃经	味苦、酸，性微寒 归肝、脾经
夏枯草	地黄	丹参	牡蛎
味辛、苦，性寒 归肝、胆经	味甘，性寒 归心、肝、肾经	味苦，性微寒 归心、肝经	味咸，性微寒 归肝、胆、肾经

中医
内分泌病证
调养膏方

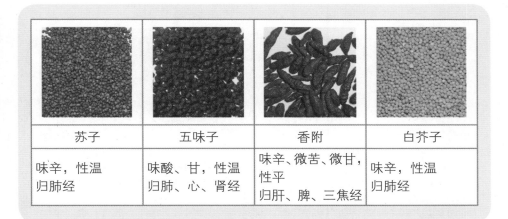

苏子	五味子	香附	白芥子
味辛，性温 归肺经	味酸、甘，性温 归肺、心、肾经	味辛、微苦、微甘，性平 归肝、脾、三焦经	味辛，性温 归肺经

【制法】　以上药加水煎煮 3 次，滤汁去渣，合并 3 次滤液，加热浓缩成清膏，再加蜂蜜适量收膏即成。瓷罐或玻璃瓶等容器收贮备用。夏季注意存放于冰箱内。

【功效】　健脾益气，养阴生津，理气化痰。

【用法】　每次 15 ~ 20g，每日两次，早、晚两餐后，用温开水冲服。

【注意事项】　本方服用应在医生指导下服用。忌食生冷、油腻、辛辣及不易消化食物；又忌食浓茶、绿豆、萝卜。如遇感冒、咳嗽、泄泻或食欲不佳时，暂停数日，待病愈后继续服用。

膏方二：益气养阴膏

【来源】　全国名中医陈如泉教授经验方，经多年临床应用，颇有效验，对甲状腺激素具有明显降低作用，对甲状腺激素过多所致的临床症状有明显改善作用，并且对甲亢患者的白细胞减少有防治作用。

【组成】　白芍 180g、牡蛎 300g、夏枯草 300g、猫爪草 300g、钩藤 300g、沙参 250g、炙黄芪 250g、玄参 200g、麦冬 200g、地黄 200g、鳖甲 200g、蜣螂虫 100g、自然铜 150g、甘草 100g。

【图解】

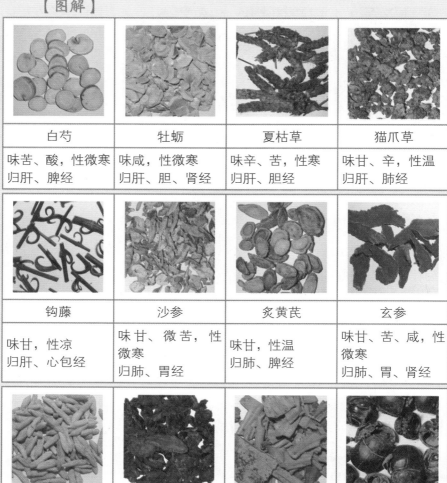

白芍	牡蛎	夏枯草	猫爪草
味苦、酸，性微寒 归肝、脾经	味咸，性微寒 归肝、胆、肾经	味辛、苦，性寒 归肝、胆经	味甘、辛，性温 归肝、肺经
钩藤	沙参	炙黄芪	玄参
味甘，性凉 归肝、心包经	味甘、微苦，性微寒 归肺、胃经	味甘，性温 归肺、脾经	味甘、苦、咸，性微寒 归肺、胃、肾经
麦冬	地黄	鳖甲	蛴螂虫
味甘、微苦，性微寒 归心、肺、胃经	味甘，性寒 归心、肝、肾经	味咸，性微寒 归肝、肾经	味咸，性温 归肝、脾、肾经

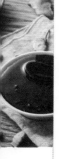

118

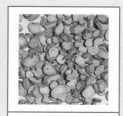

甘草
味甘，性平 归心、肺、脾、胃经

【制法】 以上药加水煎煮3次，滤汁去渣，合并3次滤液，加热浓缩成清膏，再加蜂蜜适量收膏即成。瓷罐或玻璃瓶等容器收贮备用。夏季注意存放于冰箱内。

【功效】 益气养阴，柔肝理气，散结消瘿。

【用法】 每次15～20g，每日两次，早、晚两餐后，用温开水冲服。

【注意事项】 本方服用应在医生指导下服用。忌食生冷、油腻，辛辣及不易消化食物；又忌食浓茶、绿豆、萝卜。如遇感冒、咳嗽、泄泻或食欲不佳时，暂停数日，待病愈后继续服用。

（2）肝肾阴虚症

【症候】 颈前肿大，头晕目眩，耳鸣健忘，腰膝酸软，手足心热，口咽干燥，心悸不宁，烦躁易怒，恶热多汗，少寐多梦，手指震颤，倦怠乏力，舌质红，苔薄黄，脉弦细。

【治法】 滋补肝肾，养阴清热。

膏方：贯煎加减方

【来源】 《续名医类案》。

【组成】 地黄150g、地骨皮150g、女贞子300g、旱莲草300g、白芍200g、鳖甲300g、制何首乌250g、夏枯草200g、钩藤

第三章

甲状腺疾病调养膏方

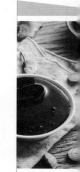

200g、麦冬150g、石决明150g、甘草100g。

【图解】

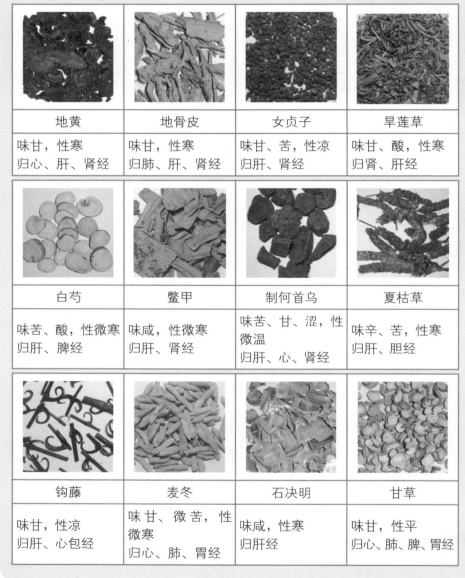

地黄	地骨皮	女贞子	旱莲草
味甘，性寒 归心、肝、肾经	味甘，性寒 归肺、肝、肾经	味甘、苦，性凉 归肝、肾经	味甘、酸，性寒 归肾、肝经
白芍	鳖甲	制何首乌	夏枯草
味苦、酸，性微寒 归肝、脾经	味咸，性微寒 归肝、肾经	味苦、甘、涩，性微温 归肝、心、肾经	味辛、苦，性寒 归肝、胆经
钩藤	麦冬	石决明	甘草
味甘，性凉 归肝、心包经	味甘、微苦，性微寒 归心、肺、胃经	味咸，性寒 归肝经	味甘，性平 归心、肺、脾、胃经

【制法】 以上药加水煎煮3次，滤汁去渣，合并3次滤液，加热浓缩成清膏，再加蜂蜜适量收膏即成。瓷罐或玻璃瓶等容器收贮备用。夏季注意存放于冰箱内。

中医
内分泌病证
调养膏方

【功效】　滋补肝肾，养阴清热。

【用法】　每次 15 ~ 20g，每日两次，早、晚两餐后，用温开水冲服。

【注意事项】　本方服用应在医生指导下服用。忌食生冷、油腻、辛辣及不易消化食物；又忌食浓茶、绿豆、萝卜。如遇感冒、咳嗽、泄泻或食欲不佳时，暂停数日，待病愈后继续服用。

二、甲亢合并房颤

房颤是甲亢严重的并发症之一，可作为甲亢的首发症状出现。过多的甲状腺激素直接作用于心脏，或通过血流动力学改变、交感肾上腺素能系统激活等间接影响心脏的结构和功能而发生房颤。本病属于中医学的"心悸""怔忡"等范畴。

1. 临床表现

（1）症状：除有典型的甲亢症状外，房颤症状的轻重受心率的影响，心率较快者有心悸、胸闷，甚至心绞痛，劳力性气促，夜间阵发性呼吸困难等症状，心率不快者可无症状。

（2）体征：心脏听诊第一心音强度变化不定，心律极不规则，当心率较快时可发生脉搏短绌。颈静脉搏动 a 波消失。

2. 实验室及辅助检查

（1）心电图：P 波消失，代之以小而不规则的基线波动，形态与振幅均变化不定，称为 f 波；心室率极不规则，心室率通常在 100 ~ 160 次 / 分钟之间；QRS 波形态通常正常，心室率过快时，QRS 波增宽变形。

（2）生化指标：心肌酶、N 端脑钠肽、转氨酶异常等。

（3）影像学检查：心脏超声、心脏冠脉造影等。

3. 辨证膏方

本病为本虚标实，虚实夹杂，初起多以标实为主，病久表现为正虚。临床辨证分类以正虚为主，治疗上遵循"实则泻之，虚则补之"

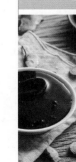

的治疗原则，分清轻重缓急，急则治标，缓则治本。

气阴两虚症

【症候】 心悸，多汗，少气，倦怠乏力，舌红少苔，或舌质干而萎，脉结代。

【治法】 益气养阴，补血复脉。

膏方：炙甘草汤加减方

【来源】 张仲景《伤寒论》："伤寒，脉结代，心动悸，炙甘草汤主之。"

【组成】 炙甘草120g、人参60g、地黄500g、桂枝90g、阿胶60g、麦冬100g、火麻仁100g、大枣10枚、生姜90g、甘松200g、黄连80g、丹参200g。

【图解】

炙甘草	人参	地黄	桂枝
味甘，性平 归心、肺、脾、胃经	味甘、微苦，性微温 归脾、肺、心、肾经	味甘，性寒 归心、肝、肾经	味辛、甘，性温 归心、肺、膀胱经

阿胶	麦冬	火麻仁	大枣
味甘，性平 归肺、肝、肾经	味甘、微苦，性微寒 归心、肺、胃经	味甘，性平 归脾、胃、大肠经	味甘，性温 归脾、胃、心经

中医
内分泌病证
调养膏方

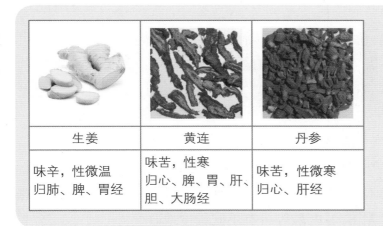

生姜	黄连	丹参
味辛，性微温 归肺、脾、胃经	味苦，性寒 归心、脾、胃、肝、胆、大肠经	味苦，性微寒 归心、肝经

【制法】　以上药加水煎煮3次，滤汁去渣，合并3次滤液，人参另煎，合并滤液，加热浓缩为膏，再将阿胶加适量黄酒浸泡后隔水炖烊，冲入清膏和匀，加热浓缩成清膏，再加蜂蜜适量收膏即成。瓷罐或玻璃瓶等容器收贮备用。夏季注意存放于冰箱内。

【功效】　益气养血，通阳复脉，滋阴补肺。

【用法】　每次15～20g，每日两次，早、晚两餐后，用温开水冲服。

【注意事项】　本方应在医生指导下服用。忌食生冷、油腻，辛辣及不易消化食物；又忌食浓茶、绿豆、萝卜。如遇感冒、咳嗽、泄泻或食欲不佳时，暂停数日，待病愈后继续服用。

三、甲亢合并贫血

甲亢患者常伴有血液学变化，甲亢伴贫血并不少见。多数学者认为，本病的发生与甲亢时机体高代谢、甲状腺激素等作用导致缺铁、铁代谢障碍及维生素 B_{12}、叶酸代谢紊乱有关。甲亢性贫血多为轻度或中度，骨髓均呈增生性改变，可表现为小细胞性、正细胞性、大细胞性贫血，但以小细胞性贫血多见。本病属于中医学的"虚劳""血虚"等范畴。

1. 临床表现

（1）症状：临床表现缺乏特异性，除典型的甲亢症状之外，可有疲劳乏力，心慌、气短，头昏目眩，失眠，耳鸣，食欲不振等表现。

（2）体征：贫血貌，睑结膜、口腔黏膜苍白，心率加快，毛发干枯无光泽。

2. 实验室及辅助检查

（1）血液学检查：血常规提示红细胞、血红蛋白不同程度降低，白细胞和血小板计数可正常或降低；血涂片、血清铁、铁蛋白、总铁结合力、维生素 B_{12}、叶酸等可有不同程度地改变。

（2）其他检查：骨髓象、心电图等。

3. 辨证膏方

（1）脾胃虚弱症

【症候】　面色萎黄，口唇色淡，爪甲无泽，四肢乏力，食欲不振，大便溏泄，舌淡苔薄白，脉细。

【治法】　健脾和胃，益气养血。

膏方：香砂六君子加减方

【来源】　《古今名医方论》。

【组成】　人参 30g、白术 60g、茯苓 60g、甘草 20g、陈皮 250g、法半夏 100g、砂仁 250g、木香 200g、生姜 60g、当归 150g、熟地黄 100g、阿胶 200g。

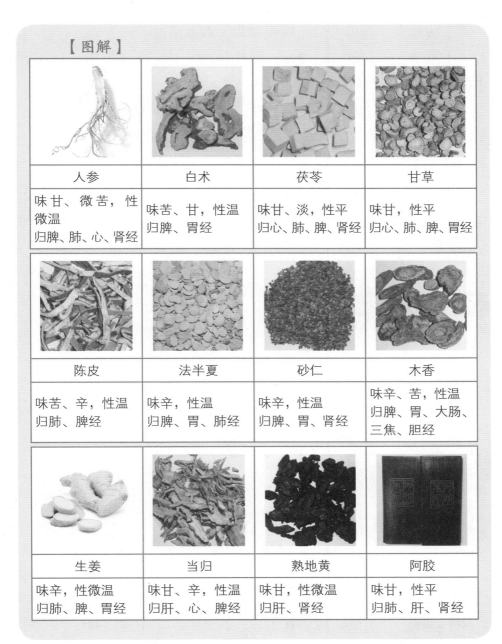

【图解】

人参	白术	茯苓	甘草
味甘、微苦，性微温 归脾、肺、心、肾经	味苦、甘，性温 归脾、胃经	味甘、淡，性平 归心、肺、脾、肾经	味甘，性平 归心、肺、脾、胃经
陈皮	法半夏	砂仁	木香
味苦、辛，性温 归肺、脾经	味辛，性温 归脾、胃、肺经	味辛，性温 归脾、胃、肾经	味辛、苦，性温 归脾、胃、大肠、三焦、胆经
生姜	当归	熟地黄	阿胶
味辛，性微温 归肺、脾、胃经	味甘、辛，性温 归肝、心、脾经	味甘，性微温 归肝、肾经	味甘，性平 归肺、肝、肾经

【制法】 以上药加水煎煮 3 次，滤汁去渣，合并 3 次滤液，人参另煎，合并滤液，加热浓缩为膏，再将阿胶加适量黄酒浸泡后隔水炖烊，冲入清膏和匀，加热浓缩成清膏，再加蜂蜜适量收膏即成。瓷罐或玻璃瓶等容器收贮备用。夏季注意存放于冰箱内。

【功效】 健脾益气，燥湿和胃，养血活血。

【用法】 每次15～20g，每日两次，早、晚两餐后，用温开水冲服。

【注意事项】 本方应在医生指导下服用。忌食生冷、油腻，辛辣及不易消化食物；又忌食浓茶、绿豆、萝卜。如遇感冒、咳嗽、泄泻或食欲不佳时，暂停数日，待病愈后继续服用。

（2）气血两亏症

【症候】 面色萎黄，倦怠乏力，头晕，心悸，气短，少气懒言，食少纳呆，失眠多梦，舌淡苔薄白，脉细。

【治法】 益气补血。

膏方：归脾汤加减

【来源】 《正体类要》。

【组成】 白术150g、当归150g、茯苓150g、黄芪150g、龙眼肉150g、远志150g、酸枣仁150g、木香50g、炙甘草60g、人参50g、熟地黄100g、阿胶200g。

【图解】

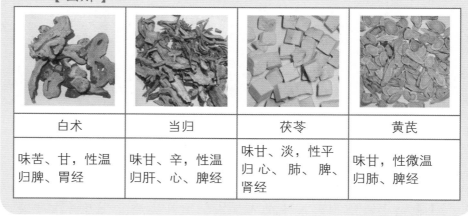

白术	当归	茯苓	黄芪
味苦、甘，性温归脾、胃经	味甘、辛，性温归肝、心、脾经	味甘、淡，性平归心、肺、脾、肾经	味甘，性微温归肺、脾经

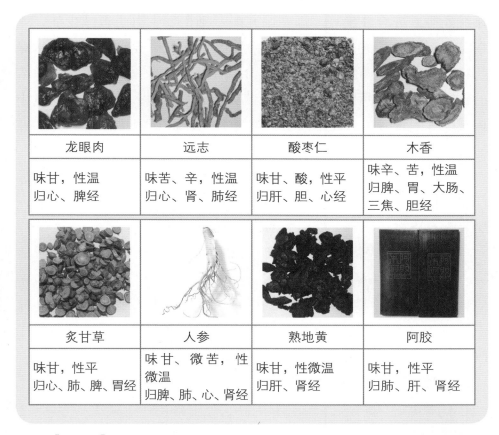

龙眼肉	远志	酸枣仁	木香
味甘，性温 归心、脾经	味苦、辛，性温 归心、肾、肺经	味甘、酸，性平 归肝、胆、心经	味辛、苦，性温 归脾、胃、大肠、 三焦、胆经

炙甘草	人参	熟地黄	阿胶
味甘，性平 归心、肺、脾、胃经	味甘、微苦，性 微温 归脾、肺、心、肾经	味甘，性微温 归肝、肾经	味甘，性平 归肺、肝、肾经

【制法】　以上药加水煎煮3次，滤汁去渣，合并3次滤液，人参另煎，合并滤液，加热浓缩为膏，再加蜂蜜适量收膏即成。瓷罐或玻璃瓶等容器收贮备用。夏季注意存放于冰箱内。

【功效】　益气补血，健脾养心。

【用法】　每次15～20g，每日两次，早、晚两餐后，用温开水冲服。

【注意事项】　本方服用应在医生指导下服用。忌食生冷、油腻、辛辣及不易消化食物；又忌食浓茶、绿豆、萝卜。如遇感冒、咳嗽、泄泻或食欲不佳时，暂停数日，待病愈后继续服用。

四、甲亢合并血小板减少

甲亢与血小板减少临床上并不少见，两者可同时发生，或先后相继发生，或合并出现。即在甲亢病基础上发生血小板减少症，或在血小板减少症并存的情况下发生甲亢，或在甲亢病使用抗甲状腺药物过程中合并药物性血小板减少。可能与自身免疫、甲状腺激素的直接破坏、网状内皮系统的吞噬功能、增强剂、骨髓生成、血小板减少等因素有关。在中医学中类属于"血证"范畴。

1. 临床表现

（1）症状：临床表现既可见甲亢症状，即表现有心慌、怕热、汗多、性情急躁、食欲亢进、食后易饥、震颤等甲亢的临床症状，又表现有出血、紫斑、外周血的血小板减少症等。

（2）体征：全身皮肤可见瘀点瘀斑。

2. 实验室及辅助检查

（1）血液学检查：血常规多提示血小板计数减少，或伴血小板平均体积偏大，出血时间延长；凝血功能异常；甲功五项提示甲亢改变。

（2）其他：骨髓检查等。

3. 辨证膏方

脾不摄血症

【症候】　全身皮肤散在紫斑，鼻衄，齿衄，头晕，神疲倦怠，少气懒言，舌淡苔薄白，脉细。

【治法】　补脾益气，固摄止血。

膏方：归脾汤合补中益气汤加减

【来源】　《正体类要》。

【组成】　白术150g、当归150g、茯苓150g、黄芪150g、龙眼肉150g、远志150g、酸枣仁150g、木香50g、炙甘草60g、人参50g、陈皮150g、柴胡60g、侧柏叶100g、地榆100g、五味子50g。

【图解】

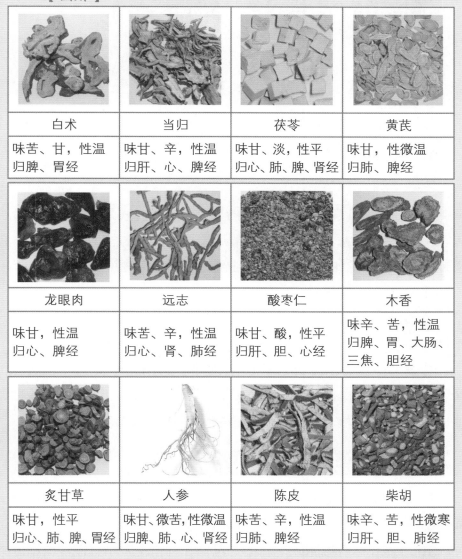

白术	当归	茯苓	黄芪
味苦、甘，性温 归脾、胃经	味甘、辛，性温 归肝、心、脾经	味甘、淡，性平 归心、肺、脾、肾经	味甘，性微温 归肺、脾经
龙眼肉	远志	酸枣仁	木香
味甘，性温 归心、脾经	味苦、辛，性温 归心、肾、肺经	味甘、酸，性平 归肝、胆、心经	味辛、苦，性温 归脾、胃、大肠、 三焦、胆经
炙甘草	人参	陈皮	柴胡
味甘，性平 归心、肺、脾、胃经	味甘、微苦,性微温 归脾、肺、心、肾经	味苦、辛，性温 归肺、脾经	味辛、苦，性微寒 归肝、胆、肺经

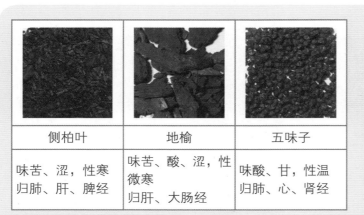

侧柏叶	地榆	五味子
味苦、涩，性寒 归肺、肝、脾经	味苦、酸、涩，性微寒 归肝、大肠经	味酸、甘，性温 归肺、心、肾经

【制法】 以上药加水煎煮3次，滤汁去渣，合并3次滤液，人参另煎，合并滤液，加热浓缩为膏，再加蜂蜜适量收膏即成。瓷罐或玻璃瓶等容器收贮备用。夏季注意存放于冰箱内。

【功效】 补脾益气，固摄止血。

【用法】 每次15～20g，每日两次，早、晚两餐后，用温开水冲服。

【注意事项】 本方应在医生指导下服用。忌食生冷、油腻、辛辣及不易消化食物；又忌食浓茶、绿豆、萝卜。如遇感冒、咳嗽、泄泻或食欲不佳时，暂停数日，待病愈后继续服用。

五、甲亢合并白细胞减少

甲亢合并白细胞减少是指周围血白细胞计数低于 4×10^9 个/L，而粒细胞计数低于 1.5×10^9 个/L 称粒细胞减少，粒细胞计数低于 0.5×10^9 个/L 称粒细胞缺乏。主要包括3种情况：原有慢性白细胞减少等血液病，白细胞数原来低下，而继发甲亢；患者甲亢病时，因甲亢体内营养消耗多，影响骨髓干细胞的正常功能继发有白细胞减少；患者有甲亢病,因服用抗甲状腺药物产生毒副作用,而出现白细胞减少,严重者可导致粒细胞缺乏。本病属于中医学的"虚劳""温病"等范畴。

1. 临床表现

（1）症状：除典型甲亢症状外，可有头昏、乏力、疲倦、食欲减退、低热等非特异性症状。

（2）体征：粒细胞缺乏时体温可升高。

2. 理化检查

（1）血液学检查：血常规提示白细胞降低，以中性粒细胞降低为主，淋巴细胞百分比增加。

（2）其他：骨髓涂片因粒细胞减少原因不同，骨髓象各异。

3. 辨证膏方

甲亢合并白细胞减少应是本虚标实，以气阴血虚为本，以痰热毒瘀为标，治疗本病时应该标本兼顾。

气血亏虚症

【症候】 头昏，疲乏乏力，食欲减退，易感冒，舌淡苔薄白，脉细。

【治法】 补益气血。

膏方：十全大补汤

【来源】《传信适用方》。

【组成】 党参150g、白术150g、白芍150g、茯苓150g、黄芪200g、川芎100g、熟地黄150g、当归200g、桂枝80g、陈皮120g、甘草100g。

【图解】

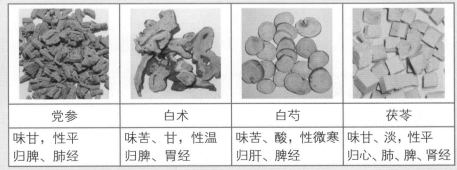

党参	白术	白芍	茯苓
味甘，性平 归脾、肺经	味苦、甘，性温 归脾、胃经	味苦、酸，性微寒 归肝、脾经	味甘、淡，性平 归心、肺、脾、肾经

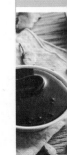

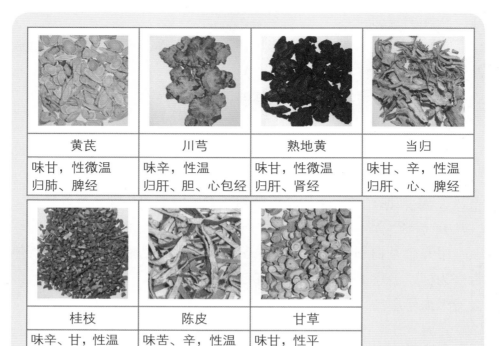

黄芪	川芎	熟地黄	当归
味甘，性微温 归肺、脾经	味辛，性温 归肝、胆、心包经	味甘，性微温 归肝、肾经	味甘、辛，性温 归肝、心、脾经

桂枝	陈皮	甘草
味辛、甘，性温 归心、肺、膀胱经	味苦、辛，性温 归肺、脾经	味甘，性平 归心、肺、脾、胃经

【制法】 以上药加水煎煮3次，滤汁去渣，合并3次滤液，加热浓缩为膏，再加蜂蜜适量收膏即成。瓷罐或玻璃瓶等容器收贮备用。夏季注意存放于冰箱内。

【功效】 健脾益气，补益阴血。

【用法】 每次15～20g，每日两次，早、晚两餐后，用温开水冲服。

【注意事项】 本方服用应在医生指导下服用。忌食生冷、油腻，辛辣及不易消化食物；又忌食浓茶、绿豆、萝卜。如遇感冒、咳嗽、泄泻或食欲不佳时，暂停数日，待病愈后继续服用。

六、甲亢合并胫前黏液性水肿

胫前黏液性水肿是 Graves 病的一种皮肤损害，见于少数 Graves 病患者，属于一种自身免疫性疾病。多发生在胫骨前下 1/3 部位，皮损大多为对称性，常与突眼伴发，少数严重者可发生肥大性骨关节病。根据上述临床症状，可将本病分为以下三型：局限型表现为胫前和趾骨部发生大小不等的结节；弥漫型表现为胫前和足部可见弥漫坚硬非凹陷性水肿斑块；象皮病型表现为弥漫坚硬非凹陷性水肿橡皮样并伴有结节。本病类似于中医学"脚气"等病名的范畴。

1. 临床表现

（1）症状：早期局部皮肤增厚、变粗，有广泛大小不等的棕红色或红褐色或暗紫色突起不平的斑块或结节，边界清楚，皮损周围的表皮稍发亮，薄而紧张，病变表面及周围可有毳毛增生、变粗、毛囊角化，后期皮肤粗厚，如橘皮或树皮样，皮损融合有深沟，覆以灰色或黑色疣状物，下肢粗大似象皮腿，严重者最后可发生肥大性骨关节病（Graves 肢端病）。

（2）体征：甲状腺肿大，双眼突出，双下肢胫前多发红斑、结节等皮损样改变。

2. 实验室及辅助检查

（1）血液学检查：甲状腺功能；血常规；血沉；ANA、抗 Ds-DNA、抗 ENA 谱；促甲状腺素受体抗体（TSHR-Ab）水平。

（2）其他：甲状腺彩超；下肢皮肤结节活检。

3. 辨证膏方

气虚湿盛症

【症候】 双下肢肿胀，或有结节皮色不变，时有肿胀、皮肤瘙痒，疲乏乏力，舌淡苔薄白，脉细。

【治法】 健脾祛湿，活血利水。

膏方一：防己黄芪汤

【来源】 《金匮要略》。

【组成】 黄芪 200，防己 120g、白术 150g、茯苓 150g、

泽泻 100g、丹参 200g、鸡血藤 200g、薏苡仁 180g、牛膝 150g、泽兰 150g、益母草 150g、车前子 120g、忍冬藤 150g、甘草 100g。

【图解】

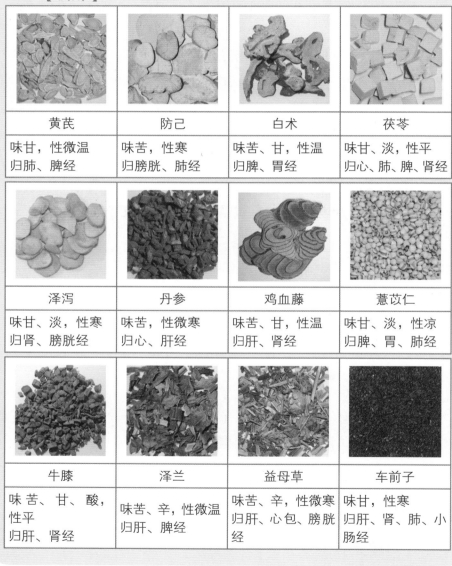

黄芪	防己	白术	茯苓
味甘，性微温 归肺、脾经	味苦，性寒 归膀胱、肺经	味苦、甘，性温 归脾、胃经	味甘、淡，性平 归心、肺、脾、肾经
泽泻	丹参	鸡血藤	薏苡仁
味甘、淡，性寒 归肾、膀胱经	味苦，性微寒 归心、肝经	味苦、甘，性温 归肝、肾经	味甘、淡，性凉 归脾、胃、肺经
牛膝	泽兰	益母草	车前子
味苦、甘、酸，性平 归肝、肾经	味苦、辛，性微温 归肝、脾经	味苦、辛，性微寒 归肝、心包、膀胱经	味甘，性寒 归肝、肾、肺、小肠经

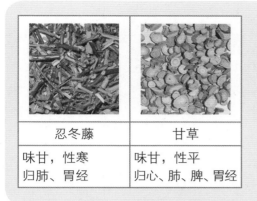

忍冬藤	甘草
味甘，性寒 归肺、胃经	味甘，性平 归心、肺、脾、胃经

【制法】　以上药加水煎煮3次，滤汁去渣，合并3次滤液，加热浓缩为膏，再加蜂蜜适量收膏即成。瓷罐或玻璃瓶等容器收贮备用。夏季注意存放于冰箱内。

【功效】　健脾祛湿，活血利水。

【用法】　每次15～20g，每日两次，早、晚两餐后，用温开水冲服。

【注意事项】　本方服用应在医生指导下服用。忌食生冷、油腻，辛辣及不易消化食物；又忌食浓茶、绿豆、萝卜。如遇感冒、咳嗽、泄泻或食欲不佳时，暂停数日，待病愈后继续服用。

膏方二：健脾活血消肿方

【来源】　全国名中医陈如泉教授经验方。

【组成】　地黄150g、黄芪300g、猪苓150g、猫爪草200g、川牛膝200g、泽兰150，法半夏150g、水蛭60g、鬼箭羽150g、桂枝100g、白僵蚕150g、苍术150g、山慈菇200g、穿山龙150g、丝瓜络200g、鸡血藤150g、薄荷150g、桃仁150g、红花200g、皂角刺150g、三棱180g、莪术180g。

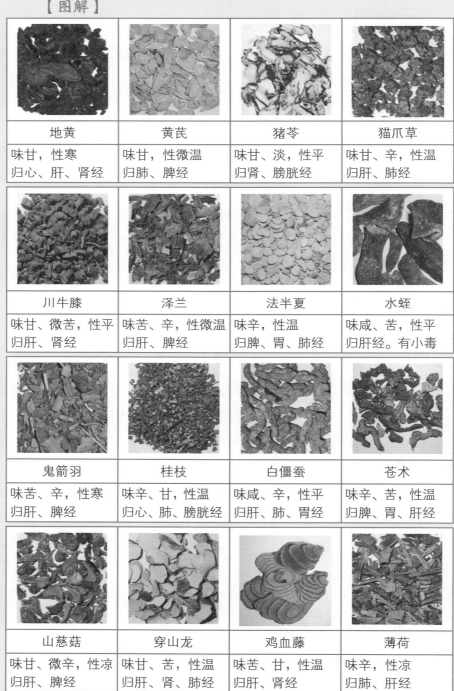

【图解】

地黄	黄芪	猪苓	猫爪草
味甘，性寒 归心、肝、肾经	味甘，性微温 归肺、脾经	味甘、淡，性平 归肾、膀胱经	味甘、辛，性温 归肝、肺经
川牛膝	泽兰	法半夏	水蛭
味甘、微苦，性平 归肝、肾经	味苦、辛，性微温 归肝、脾经	味辛，性温 归脾、胃、肺经	味咸、苦，性平 归肝经。有小毒
鬼箭羽	桂枝	白僵蚕	苍术
味苦、辛，性寒 归肝、脾经	味辛、甘，性温 归心、肺、膀胱经	味咸、辛，性平 归肝、肺、胃经	味辛、苦，性温 归脾、胃、肝经
山慈菇	穿山龙	鸡血藤	薄荷
味甘、微辛，性凉 归肝、脾经	味甘、苦，性温 归肝、肾、肺经	味苦、甘，性温 归肝、肾经	味辛，性凉 归肺、肝经

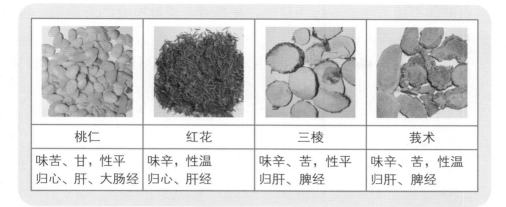

桃仁	红花	三棱	莪术
味苦、甘，性平 归心、肝、大肠经	味辛，性温 归心、肝经	味辛、苦，性平 归肝、脾经	味辛、苦，性温 归肝、脾经

【制法】 以上药加水煎煮 3 次，滤汁去渣，合并 3 次滤液，加热浓缩为膏，再加蜂蜜适量收膏即成。瓷罐或玻璃瓶等容器收贮备用。夏季注意存放于冰箱内。

【功效】 健脾祛湿，活血利水。

【用法】 每次 15～20g，每日两次，早、晚两餐后，用温开水冲服。

【注意事项】 本方应在医生指导下服用。忌食生冷、油腻，辛辣及不易消化食物；又忌食浓茶、绿豆、萝卜。如遇感冒、咳嗽、泄泻或食欲不佳时，暂停数日，待病愈后继续服用。

七、甲亢性肌病

甲亢性肌病要指弥漫性甲状腺功能亢进伴发肌肉病变，是甲亢的多种并发症之一，是甲亢患者常见的神经肌肉并发症，多见于男性，周期性瘫痪多为首发症状。本病的发生与甲状腺激素的直接作用密切相关，过多的甲状腺激素可抑制磷酸激酶活性，减少骨骼肌内肌酸与磷酸肌酸的含量，并导致线粒体发生肿胀变性，直接影响能量代谢，使肌细胞 ATP 减少，出现肌萎缩。本病归属于中医学"瘿病""痿病"之范畴。

1. 临床表现

（1）症状：首发症状均为发作性双下肢对称性进行性肌无力；

重者肢体不能活动，表现为软瘫，更甚者，累及所有的骨骼肌，包括呼吸肌均陷入麻痹。

（2）体征：甲状腺肿大；双下肢肌力减弱，腱反射减弱或消失。

2. 实验室及辅助检查

（1）血液学检查：血电解质；甲状腺功能；肝功能；血常规；血脂；血糖。

（2）其他：甲状腺彩超；心电图等。

3. 辨证膏方

脾气虚弱症

【症候】 乏力瘫软，多汗，头晕，舌淡苔薄白，脉细。

【治法】 健脾益气。

膏方：补中益气汤合归脾汤

【来源】 《金匮要略》。

【组成】 党参200g、当归150g、白术150g、茯苓150g、薏苡仁200g、砂仁100g、陈皮150g、法半夏150g、黄芪300g、升麻80g、桔梗80g、杜仲150g、牛膝200g、续断200g、郁金120g。

【图解】

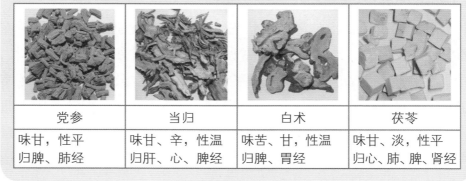

党参	当归	白术	茯苓
味甘，性平 归脾、肺经	味甘、辛，性温 归肝、心、脾经	味苦、甘，性温 归脾、胃经	味甘、淡，性平 归心、肺、脾、肾经

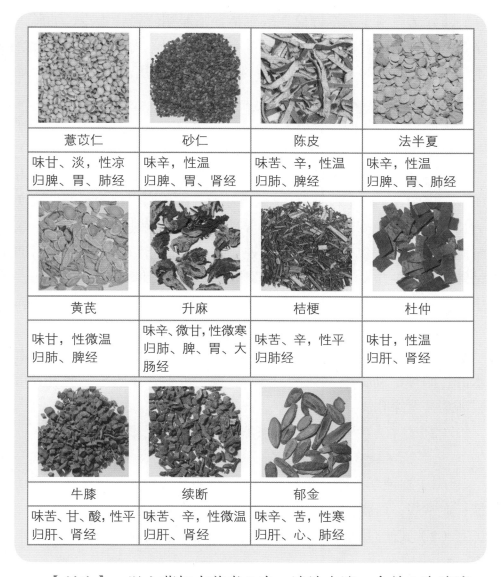

薏苡仁	砂仁	陈皮	法半夏
味甘、淡，性凉 归脾、胃、肺经	味辛，性温 归脾、胃、肾经	味苦、辛，性温 归肺、脾经	味辛，性温 归脾、胃、肺经
黄芪	升麻	桔梗	杜仲
味甘，性微温 归肺、脾经	味辛、微甘，性微寒 归肺、脾、胃、大肠经	味苦、辛，性平 归肺经	味甘，性温 归肝、肾经
牛膝	续断	郁金	
味苦、甘、酸，性平 归肝、肾经	味苦、辛，性微温 归肝、肾经	味辛、苦，性寒 归肝、心、肺经	

【制法】　以上药加水煎煮 3 次，滤汁去渣，合并 3 次滤液，加热浓缩为膏，再加蜂蜜适量收膏即成。瓷罐或玻璃瓶等容器收贮备用。夏季注意存放于冰箱内。

【功效】　健脾补气，补肾助阳。

【用法】　每次 15～20g，每日两次，早、晚两餐后，用温开水冲服。

【注意事项】 本方应在医生指导下服用。忌食生冷、油腻、辛辣及不易消化食物；又忌食浓茶、绿豆、萝卜。如遇感冒、咳嗽、泄泻或食欲不佳时，暂停数日，待病愈后继续服用。

八、甲状腺相关性眼病

甲状腺相关眼病（Thyroid Assiociated Ophthal Mopathy，TAO）是 Graves 病的常见并发症之一，TAO 发病率占眼眶病首位，占 Graves 病的 5%～10%。TAO 是以眼球后及眶周眼组织的浸润性病变为特征的自身免疫性疾病，其特异性组织学变化是淋巴细胞和巨噬细胞浸润，糖胺多糖堆积，眼外肌肿胀，球后脂肪细胞增加，后期结缔组织增生并发生纤维化，主要影响眼外肌、泪腺和眼球后脂肪。中医本病当类属于"鹘眼凝睛""目珠突出""状如鱼胞证"等范畴。

1. 临床表现

（1）症状：眼球突出，睑裂增宽，两眼凝视，眼睑、结膜充血水肿，眼球活动受限，畏光、流泪、视力减退，角膜炎，严重者角膜溃疡甚至穿孔。

（2）体征：甲状腺肿大，突眼，眼球活动受限。

2. 实验室检查及辅助检查

（1）血液学检查：甲状腺功能；促甲状腺激素受体抗体；肝功能；血常规；血脂；肾功能；血电解质；[131]碘摄取率。

（2）其他：甲状腺彩超；眼底检查；视野检查；眼眶 CT 或 MRI 等。

3. 辨证膏方

本病病位在目，与肝、脾、肾有关。风、火、痰、湿、瘀、毒为主要病理因素。病性为本虚标实，本虚为脾气虚、肝肾阴虚、肾阳虚，标实主要为肝热、气滞、痰凝、血瘀、火毒。

（1）肝风拘急症

【症候】 眼球突出，眼睑退缩，露白，眼睑闭合不全，凝视，舌淡苔薄白，脉细。

【治法】 熄风缓急，柔肝明目。

膏方：息风缓急方

【来源】 全国名中医陈如泉教授经验方。

【组成】 生地黄150g、女贞子150g、旱莲草150g、白僵蚕150g、钩藤200g、蝉蜕100g、决明子100g、谷精草100g、当归150g、丹参200g、白芍180g、浙贝母150g、全蝎120g、地龙120g。

【图解】

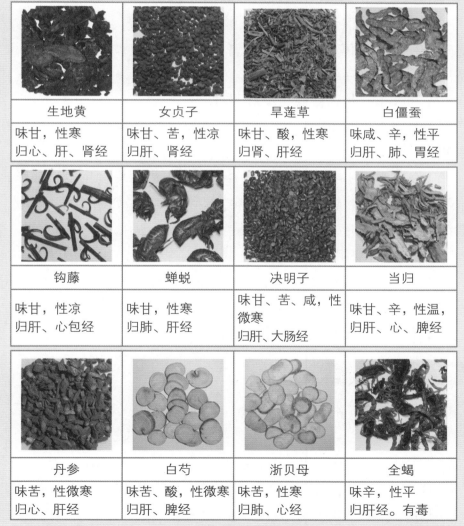

生地黄	女贞子	旱莲草	白僵蚕
味甘，性寒 归心、肝、肾经	味甘、苦，性凉 归肝、肾经	味甘、酸，性寒 归肾、肝经	味咸、辛，性平 归肝、肺、胃经
钩藤	蝉蜕	决明子	当归
味甘，性凉 归肝、心包经	味甘，性寒 归肺、肝经	味甘、苦、咸，性微寒 归肝、大肠经	味甘、辛，性温， 归肝、心、脾经
丹参	白芍	浙贝母	全蝎
味苦，性微寒 归心、肝经	味苦、酸，性微寒 归肝、脾经	味苦，性寒 归肺、心经	味辛，性平 归肝经。有毒

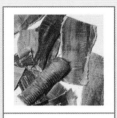

地龙

味咸，性寒
归肝、脾、膀胱经

【制法】　以上药加水煎煮3次，滤汁去渣，合并3次滤液，加热浓缩为膏，再加蜂蜜适量收膏即成。瓷罐或玻璃瓶等容器收贮备用。夏季注意存放于冰箱内。

【功效】　熄风缓急，柔肝明目。

【用法】　每次15～20g，每日两次，早、晚两餐后，用温开水冲服。

【注意事项】　本方应在医生指导下服用。忌食生冷、油腻，辛辣及不易消化食物；又忌食浓茶、绿豆、萝卜。如遇感冒、咳嗽、泄泻或食欲不佳时，暂停数日，待病愈后继续服用。

（2）脾虚痰阻症

【症候】　眼球突出，眼睑肿胀，或眼睑下垂，大便稀，不成形，舌淡苔薄白，脉细。

【治法】　健脾祛湿，化痰消肿。

膏方：健脾宣肺消肿方

【来源】　全国名中医陈如泉教授经验方。

【组成】　黄芪200g、防风120g、荆芥150g、苏子150g、紫苏叶150g、千里光120g、谷精草100g、白术150g、薏苡仁150g、茯苓150g、浙贝母150g、穿山龙150g、全蝎120g、地龙120g、桔梗120g。

【图解】

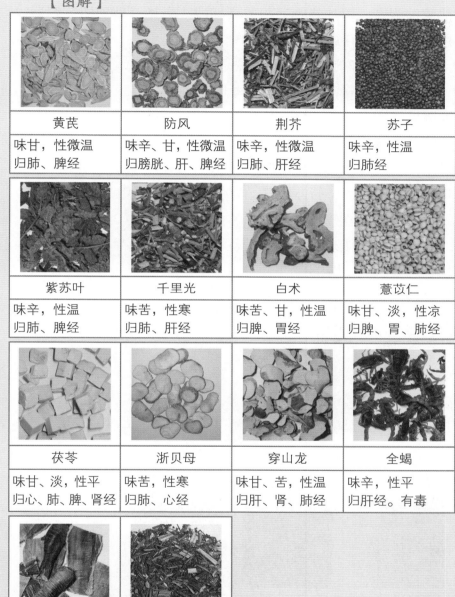

黄芪	防风	荆芥	苏子
味甘，性微温 归肺、脾经	味辛、甘，性微温 归膀胱、肝、脾经	味辛，性微温 归肺、肝经	味辛，性温 归肺经
紫苏叶	千里光	白术	薏苡仁
味辛，性温 归肺、脾经	味苦，性寒 归肺、肝经	味苦、甘，性温 归脾、胃经	味甘、淡，性凉 归脾、胃、肺经
茯苓	浙贝母	穿山龙	全蝎
味甘、淡，性平 归心、肺、脾、肾经	味苦，性寒 归肺、心经	味甘、苦，性温 归肝、肾、肺经	味辛，性平 归肝经。有毒
地龙	桔梗		
味咸，性寒 归肝、脾、膀胱经	味苦、辛，性平 归肺经		

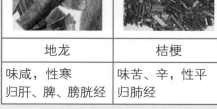

【制法】　以上药加水煎煮 3 次，滤汁去渣，合并 3 次滤液，加热浓缩为膏，再加蜂蜜适量收膏即成。瓷罐或玻璃瓶等容器收贮备用。夏季注意存放于冰箱内。

【功效】　健脾益气，宣肺祛湿，化痰消肿。

【用法】　每次 15～20g，每日两次，早、晚两餐后，用温开水冲服。

【注意事项】　本方应在医生指导下服用。忌食生冷、油腻，辛辣及不易消化食物；又忌食浓茶、绿豆、萝卜。如遇感冒、咳嗽、泄泻或食欲不佳时，暂停数日，待病愈后继续服用。

（3）肝肾阴虚症

【症候】　眼球突出，眼干涩，畏光流泪，手足心热，舌淡苔薄白，脉细。

【治法】　滋阴补肾，养肝明目。

膏方：杞菊地黄丸

【来源】　《麻疹全书》。

【组成】　枸杞子 150g、女贞子 150g、墨旱莲 150g、菊花 120g、生地黄 150g、牡丹皮 150g、赤芍 150g、山药 150g、山茱萸 100g、泽泻 100g、麦冬 100g、五味子 100g。

【图解】

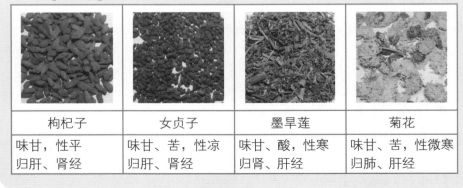

枸杞子	女贞子	墨旱莲	菊花
味甘，性平 归肝、肾经	味甘、苦，性凉 归肝、肾经	味甘、酸，性寒 归肾、肝经	味甘、苦，性微寒 归肺、肝经

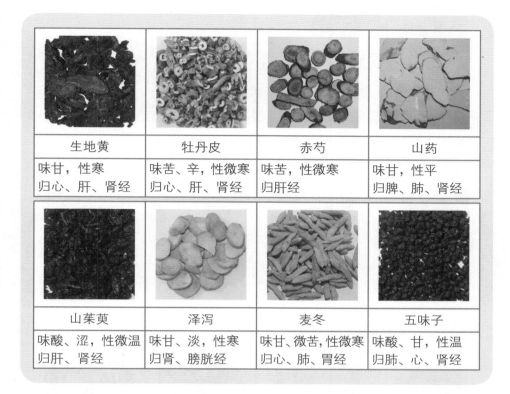

生地黄	牡丹皮	赤芍	山药
味甘，性寒 归心、肝、肾经	味苦、辛，性微寒 归心、肝、肾经	味苦，性微寒 归肝经	味甘，性平 归脾、肺、肾经
山茱萸	泽泻	麦冬	五味子
味酸、涩，性微温 归肝、肾经	味甘、淡，性寒 归肾、膀胱经	味甘、微苦，性微寒 归心、肺、胃经	味酸、甘，性温 归肺、心、肾经

【制法】　以上药加水煎煮3次，滤汁去渣，合并3次滤液，加热浓缩为膏，再加蜂蜜适量收膏即成。瓷罐或玻璃瓶等容器收贮备用。夏季注意存放于冰箱内。

【功效】　滋阴补肾，养肝明目。

【用法】　每次15～20g，每日两次，早、晚两餐后，用温开水冲服。

【注意事项】　本方应在医生指导下服用。忌食生冷、油腻、辛辣及不易消化食物；又忌食浓茶、绿豆、萝卜。如遇感冒、咳嗽、泄泻或食欲不佳时，暂停数日，待病愈后继续服用。

（4）痰瘀阻络症

【症候】　眼球突出，眼睑闭合不全，露白，影像学示眼肌增粗，舌淡苔薄白，脉细。

【治法】　化痰活血，消肿明目。

膏方：化痰消肿明目方

【来源】 全国名中医陈如泉教授经验方。

【组成】 水蛭 100g、蜈蚣 10 条，浙贝母 200g、穿山龙 150g、泽泻 100g、茯苓 100g、猫爪草 150g、山慈菇 150g、郁金 100g、赤芍 100g、夏枯草 150g、三棱 150g、莪术 150g。

【图解】

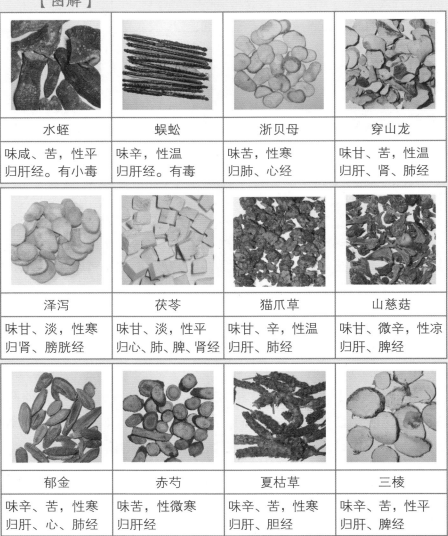

水蛭	蜈蚣	浙贝母	穿山龙
味咸、苦，性平 归肝经。有小毒	味辛，性温 归肝经。有毒	味苦，性寒 归肺、心经	味甘、苦，性温 归肝、肾、肺经
泽泻	茯苓	猫爪草	山慈菇
味甘、淡，性寒 归肾、膀胱经	味甘、淡，性平 归心、肺、脾、肾经	味甘、辛，性温 归肝、肺经	味甘、微辛，性凉 归肝、脾经
郁金	赤芍	夏枯草	三棱
味辛、苦，性寒 归肝、心、肺经	味苦，性微寒 归肝经	味辛、苦，性寒 归肝、胆经	味辛、苦，性平 归肝、脾经

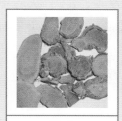

莪术

味辛、苦，性温

归肝、脾经

【制法】 以上药加水煎煮3次，滤汁去渣，合并3次滤液，加热浓缩为膏，再加蜂蜜适量收膏即成。瓷罐或玻璃瓶等容器收贮备用。夏季注意存放于冰箱内。

【功效】 化痰活血，消肿明目。

【用法】 每次15~20g，每日两次，早、晚两餐后，用温开水冲服。

【注意事项】 本方应在医生指导下服用。忌食生冷、油腻，辛辣及不易消化食物；又忌食浓茶、绿豆、萝卜。如遇感冒、咳嗽、泄泻或食欲不佳时，暂停数日，待病愈后继续服用。

九、亚急性甲状腺炎

亚急性甲状腺炎（subacute thyroiditis）又称肉芽肿性甲状腺炎，巨细胞性甲状腺炎或De Quervain甲状腺炎。临床常见，占就诊甲状腺疾病的5%，多发生于20~50岁的女性，男女发病率之比为1：（3~6）。通常于流感或普通感冒后1~2周发病，起病较急，临床主要表现为发烧、甲状腺肿痛及甲状腺功能异常。其为自限性疾病，临床可分为急性发作期、缓解期及恢复期，病程一般可维持2~3个月。本病属于中医学的"痛瘿"范畴。

1. 临床表现

（1）症状：主要表现为上呼吸道感染前驱症状及甲状腺区域疼

痛。上呼吸道感染症状包括发热、肌肉酸痛、疲劳等，而甲状腺区域疼痛为本病基本特征，常放射至耳、咽喉、下颌角、颏、枕、胸背部等处，可呈单侧疼痛或双侧疼痛。

（2）体征：主要表现为甲状腺呈弥漫性或不对称性肿大，伴或不伴结节，质地多较硬，触痛明显。

2. 理化检查

（1）血常规检查：可见白细胞计数正常或稍高，中性粒细胞或淋巴细胞也可增多。

（2）血沉检查：急性发作期血沉明显增快，往往大于50mm/小时，缓解期逐渐恢复正常。

（3）C-反应蛋白检查：急性期可显著升高。

（4）甲状腺功能检查：急性发作期FT_3、FT_4升高，TSH降低；缓解期FT_3、FT_4下降，TSH升高；恢复期FT_3、FT_4、TSH一般处于正常水平。

（5）甲状腺摄碘率测定检查：急性期明显降低，一般小于10%，甚至测不出，其后至缓解期及恢复期时，慢慢上升至正常。

（6）甲状腺核素扫描检查：可见甲状腺不显影或呈冷结节，其后随病情恢复，结节消失，恢复正常。

（7）甲状腺穿刺病理细胞学检查：显示典型的受累滤泡有淋巴细胞与多形核白细胞浸润，胶质逐渐减少或消失，并有多核巨细胞出现与肉芽组织形成。

3. 辨证膏方

本病多由外感风温、七情不和、正气不足所致。外感风温，虚体受邪，客于肺卫，邪入颈靥，经脉不利，气血凝滞而成；七情不和，肝脾失调，肝郁蕴热，复感风温，内外合邪而成；或正气不足，气血虚弱，气机不利，聚湿生痰，壅滞颈靥，久蕴化热或复感风温，上壅结喉而致；亦有因素体阳虚，感冒风寒，阳虚寒凝，痰浊积聚，以致瘿痛肿硬胀痛而发病。

（1）阳虚痰凝症

【症候】 甲状腺肿大，疼痛不甚，畏寒肢冷，面色少华，小便清长，大便溏薄，舌苔白腻，脉沉紧。

【治法】 温阳化痰，消肿散结。

膏方：阳和汤

【来源】 《外科证治全生集》。

【组成】 熟地黄 100g、芥子 150g、鹿角胶 100g、肉桂 30g、麻黄 100g、延胡索 150g、川楝子 150g、赤芍 150g、夏枯草 150g、猫爪草 150g、炮姜 50g、急性子 150g。

【图解】

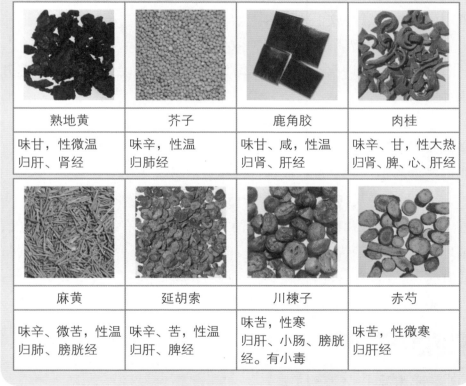

熟地黄	芥子	鹿角胶	肉桂
味甘，性微温 归肝、肾经	味辛，性温 归肺经	味甘、咸，性温 归肾、肝经	味辛、甘，性大热 归肾、脾、心、肝经
麻黄	延胡索	川楝子	赤芍
味辛、微苦，性温 归肺、膀胱经	味辛、苦，性温 归肝、脾经	味苦，性寒 归肝、小肠、膀胱经。有小毒	味苦，性微寒 归肝经

149

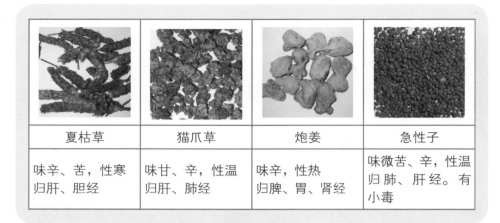

夏枯草	猫爪草	炮姜	急性子
味辛、苦，性寒 归肝、胆经	味甘、辛，性温 归肝、肺经	味辛，性热 归脾、胃、肾经	味微苦、辛，性温 归肺、肝经。有 小毒

【制法】　以上药加水煎煮 3 次，滤汁去渣，合并 3 次滤液，加热浓缩为膏，再加蜂蜜适量收膏即成。瓷罐或玻璃瓶等容器收贮备用。夏季注意存放于冰箱内。

【功效】　温阳化痰，消肿散结。

【用法】　每次 15～20g，每日两次，早、晚两餐后，用温开水冲服。

【注意事项】　本方应在医生指导下服用。忌食生冷、油腻，辛辣及不易消化食物；又忌食浓茶、绿豆、萝卜。如遇感冒、咳嗽、泄泻或食欲不佳时，暂停数日，待病愈后继续服用。

（2）痰瘀互结症

【症候】　颈前肿块经久不消，按之较硬或有结节，胸闷憋气，眼球突出，心烦善怒，喉间有痰，吞咽不爽，食少便溏，舌质紫暗或有瘀点、瘀斑，苔白厚腻，脉沉弦或沉涩。

【治法】　活血化痰，消瘿散结。

膏方：夏海贝母膏

【来源】　《集验中成药》。

【组成】　夏枯草 300g、黄药子 300g、海藻 150g、昆布 150g、浙贝母 150g、海浮石 150g、生牡蛎 150g、香附 100g、全

当归100g、枳壳100g、法半夏100g、青皮100g、甘草100g。

【功效】 清热化痰、软坚散结。

【图解】

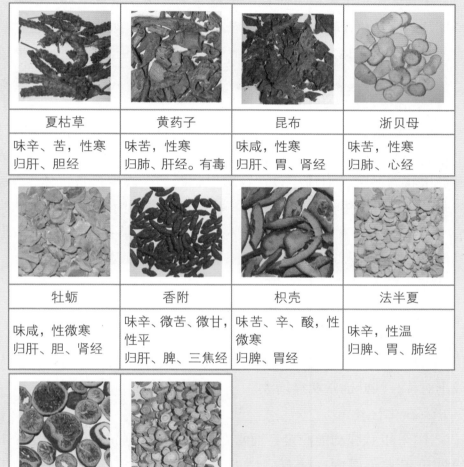

夏枯草	黄药子	昆布	浙贝母
味辛、苦，性寒 归肝、胆经	味苦，性寒 归肺、肝经。有毒	味咸，性寒 归肝、胃、肾经	味苦，性寒 归肺、心经
牡蛎	香附	枳壳	法半夏
味咸，性微寒 归肝、胆、肾经	味辛、微苦、微甘，性平 归肝、脾、三焦经	味苦、辛、酸，性微寒 归脾、胃经	味辛，性温 归脾、胃、肺经
青皮	甘草		
味苦、辛，性温 归肝、胆、胃经	味甘，性平 归心、肺、脾、胃经		

【制法】 以上药加水煎煮3次，滤汁去渣，合并3次滤液，加热浓缩为膏，再加蜂蜜适量收膏即成。瓷罐或玻璃瓶等容器收贮备用。夏季注意存放于冰箱内。

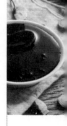

【功效】 活血化痰，消瘿散结。

【用法】 每次15~20g，每日两次，早、晚两餐后，用温开水冲服。

【注意事项】 本方应在医生指导下服用。忌食生冷、油腻、辛辣及不易消化食物；又忌食浓茶、绿豆、萝卜。如遇感冒、咳嗽、泄泻或食欲不佳时，暂停数日，待病愈后继续服用。

十、桥本甲状腺炎

桥本甲状腺炎（hashimoto thyroiditis，HT）又称慢性淋巴细胞性甲状腺炎，是一种自身免疫性甲状腺炎。其临床特征是无痛性、弥漫性甲状腺肿大，血清中存在针对甲状腺的高滴度自身抗体，50%的患者最终发生甲状腺功能减退。我国患病率约为1.6%，发病率为6.9%。发病率男女比率为1:（3~4），高发年龄在30~50岁，但其他年龄阶段皆可发生。且此病常与其他自身免疫病同时发生。

1. 临床表现

（1）症状：主要表现为颈前肿大，通常无疼痛。

（2）体征：甲状腺一般呈中度弥漫性肿大（为正常甲状腺的2~4倍），质地坚韧，可随吞咽上下活动。甲状腺双侧叶呈对称性增大或不对称，峡叶通常明显增大。

2. 理化检查

（1）甲状腺功能测定：通常在疾病早期，血清 FT_3、FT_4、TSH均处于正常范围内；随着病情的发展，血清 TSH 升高，FT_3、FT_4仍维持正常，出现亚临床甲状腺功能减退；最后血清 TSH 升高，FT_3、FT_4 水平下降，进入临床甲状腺功能减退阶段。但在本病早期阶段，部分患者可由于甲状腺破坏而出现一过性甲状腺毒症，血清FT_3、FT_3升高，TSH下降。

（2）甲状腺自身抗体测定：本病最突出的实验室检查表现就是患者血清中可检测到高滴度的甲状腺自身抗体，TPOAb 和 TGAb 滴

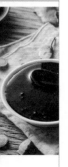

中医
内分泌病证
调养膏方

度显著升高，特别是 TPOAb 滴度几乎明显升高，其阳性率和滴度均高于 TGAb。

（3）甲状腺形态学检查：主要是甲状腺核素扫描和超声检查。甲状腺核素扫描一般表现为甲状腺体积增大、弥漫性核素吸收功能减低，通常核素分布较均匀，但有时也呈斑片状。甲状腺彩超多表现为甲状腺体积增大，呈弥漫性、不均匀的低回声改变，血流信号多较丰富，部分还可见网格样条索状强回声改变，此为本病所特有超声所见，有助于临床鉴别诊断。

（4）甲状腺细针穿刺细胞学检查（FNAC）：镜下可见中度或大量淋巴细胞浸润，可形成滤泡和生发中心，一些甲状腺细胞胞体轻度增大且胞质丰富，呈嗜酸性红染，通常无或仅有轻度的纤维化。

3. 辨证膏方

本病病因是先天禀赋不足或后天失养，或因感受外邪等情志因素为诱因，主要涉及肝脾肾三脏；病机为本虚标实，其发病以肝气郁滞、肝郁脾虚、脾肾阳虚为本，而局部以痰浊、瘀血凝滞于颈前发为瘿瘤为标。治疗原则主要是疏肝、健脾、温肾，并佐以活血化瘀、理气化痰、软坚散结。

（1）气郁痰阻症

【症候】 颈前肿大，无疼痛，怕热多汗，心慌气短，焦虑烦躁，急躁易怒，喜太息，善饥，略消瘦，舌边尖红，苔薄黄，脉细弦或细数。

【治法】 疏肝理气，化痰散结。

膏方：理气化痰消瘿方

【来源】 左新河教授经验方。

【组成】 橘叶 150g、郁金 150g、荔枝核 150g、牡丹皮 150g、香附 150g、法半夏 120g、猫爪草 150g、山慈菇 150g、白芍 150g、赤芍 150g、浙贝母 150g、穿山龙 120g。

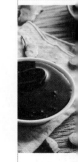

【图解】

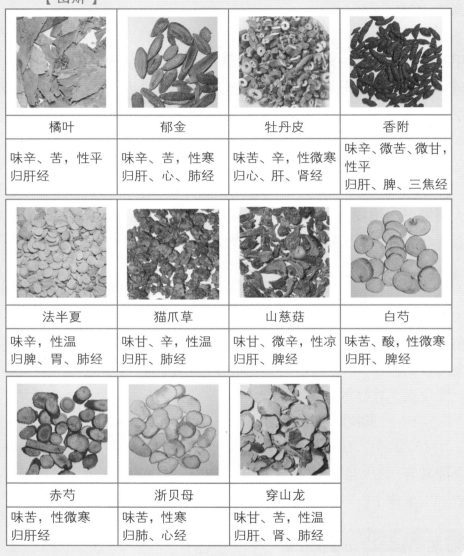

橘叶	郁金	牡丹皮	香附
味辛、苦，性平 归肝经	味辛、苦，性寒 归肝、心、肺经	味苦、辛，性微寒 归心、肝、肾经	味辛、微苦、微甘， 性平 归肝、脾、三焦经
法半夏	猫爪草	山慈菇	白芍
味辛，性温 归脾、胃、肺经	味甘、辛，性温 归肝、肺经	味甘、微辛，性凉 归肝、脾经	味苦、酸，性微寒 归肝、脾经
赤芍	浙贝母	穿山龙	
味苦，性微寒 归肝经	味苦，性寒 归肺、心经	味甘、苦，性温 归肝、肾、肺经	

【制法】　以上药加水煎煮3次，滤汁去渣，合并3次滤液，加热浓缩为清膏，加蜂蜜300g收膏即成。

【功效】　疏肝理气，化痰散结。

【用法】　每次口服15~30g，每日两次，开水调服。1个月为1疗程。

【注意事项】 本方应在医生指导下服用。忌食生冷、油腻、辛辣及不易消化食物；又忌食浓茶、绿豆、萝卜。如遇感冒、咳嗽、泄泻或食欲不佳时，暂停数日，待病愈后继续服用。

（2）气阴两虚症

【症候】 颈前肿大，无疼痛，神疲乏力，心慌气短，潮热盗汗，舌红，苔薄黄，脉弦。

【治法】 益气养阴，化痰散结。

膏方：益气养阴膏

【来源】 汪文娟《中医膏方指南》。

【组成】 生晒参100g、太子参300g、麦冬150g、五味子100g、白芍200g、黄芪200g、生龙骨300g、生牡蛎200g、鳖甲胶200g。

【图解】

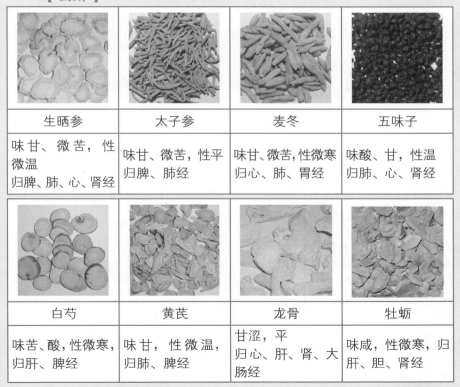

生晒参	太子参	麦冬	五味子
味甘、微苦，性微温 归脾、肺、心、肾经	味甘、微苦，性平 归脾、肺经	味甘、微苦，性微寒 归心、肺、胃经	味酸、甘，性温 归肺、心、肾经
白芍	黄芪	龙骨	牡蛎
味苦、酸，性微寒，归肝、脾经	味甘，性微温，归肺、脾经	甘涩，平 归心、肝、肾、大肠经	味咸，性微寒，归肝、胆、肾经

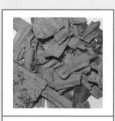

鳖甲

味咸，性微寒，
归肝、肾经

【制法】 以上药除生晒参、鳖甲胶外，余药加水煎煮3次，滤汁去渣，合并3次滤液，加热浓缩为清膏，再将生晒参研细末，鳖甲胶加适量黄酒浸泡后隔水炖烊，一并冲入清膏和匀，然后加蜂蜜300g收膏即成。

【功效】 益气养阴、化痰散结。

【用法】 每次口服15~30g，每日两次，开水调服。1个月为1个疗程。

【注意事项】 若腹泻便溏者，加怀山药200g、白扁豆300g；如出汗较多者，加浮小麦300g、糯稻根300g。

（3）痰结血瘀症

【症候】 颈前肿大，质硬，可触及结节，随吞咽上下移动，或兼乏力、气短、失眠多梦，舌暗红，苔薄黄，脉沉细。

【治法】 活血化瘀，消瘿散结。

膏方：黄海莪棱丸

【来源】《中国丸散膏丹方药全书·血液与甲状腺疾病》。

【组成】 黄药子250g、海藻250g、牡蛎250g、丹参300g、三棱150g、莪术150g、玄参120g、郁金120g、青皮120g、枳壳120g、浙贝母100g、僵蚕100g、土鳖虫100g、路路通100g。

【图解】

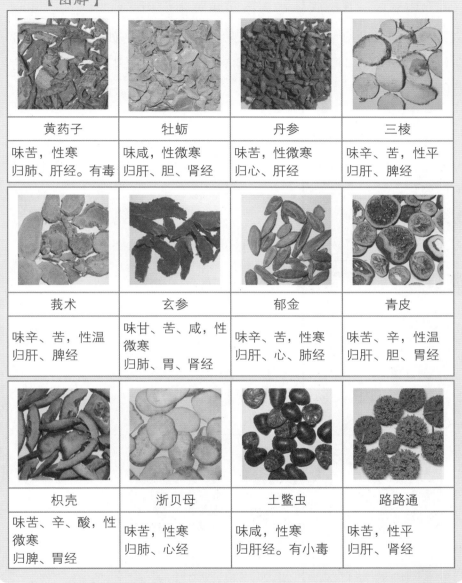

黄药子	牡蛎	丹参	三棱
味苦，性寒 归肺、肝经。有毒	味咸，性微寒 归肝、胆、肾经	味苦，性微寒 归心、肝经	味辛、苦，性平 归肝、脾经
莪术	玄参	郁金	青皮
味辛、苦，性温 归肝、脾经	味甘、苦、咸，性 微寒 归肺、胃、肾经	味辛、苦，性寒 归肝、心、肺经	味苦、辛，性温 归肝、胆、胃经
枳壳	浙贝母	土鳖虫	路路通
味苦、辛、酸，性 微寒 归脾、胃经	味苦，性寒 归肺、心经	味咸，性寒 归肝经。有小毒	味苦，性平 归肝、肾经

【制法】　以上药加水煎煮 3 次，滤汁去渣，合并 3 次滤液，加热浓缩为清膏，再加蜂蜜 300g 收膏即成。

【功效】　散瘀化痰、软坚散结。

【用法】　每次 15～30g，每日服 3 次，开水调服，1 个月为 1

个疗程。

【注意事项】 本方应在医生指导下服用。忌食生冷、油腻、辛辣及不易消化食物；又忌食浓茶、绿豆、萝卜。如遇感冒、咳嗽、泄泻或食欲不佳时，暂停数日，待病愈后继续服用。注意服药前后监测肝肾功能。

（4）脾肾阳虚症

【症候】 颈前肿大，质地坚韧或硬，全身乏力，精神萎靡，少言懒语，面色苍白，口唇较厚，皮肤粗厚脱屑；可兼浮肿、腹部胀满、下肢浮肿、手足清冷、腰膝酸痛、小便清长等。舌体淡胖，或有齿痕，苔薄白，脉沉细。

【治法】 温阳散寒，活血化瘀。

膏方一：桂附地黄膏

【来源】 汪文娟《中医膏方指南》。

【组成】 制附子100g、熟地黄200g、山茱萸150g、茯苓150g、牡丹皮150g、菟丝子150g、泽泻150g、肉桂150g、白术150g、生牡蛎200g。

【图解】

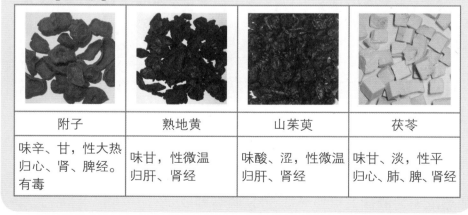

附子	熟地黄	山茱萸	茯苓
味辛、甘，性大热 归心、肾、脾经。 有毒	味甘，性微温 归肝、肾经	味酸、涩，性微温 归肝、肾经	味甘、淡，性平 归心、肺、脾、肾经

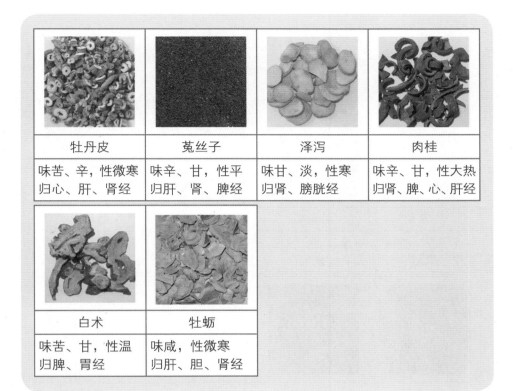

牡丹皮	菟丝子	泽泻	肉桂
味苦、辛，性微寒 归心、肝、肾经	味辛、甘，性平 归肝、肾、脾经	味甘、淡，性寒 归肾、膀胱经	味辛、甘，性大热 归肾、脾、心、肝经

白术	牡蛎
味苦、甘，性温 归脾、胃经	味咸，性微寒 归肝、胆、肾经

【制法】 以上药加水煎煮3次，滤汁去渣，合并3次滤液，加热浓缩为清膏，再加蜂蜜300g收膏即成。

【功效】 温补脾肾，软坚散结。

【用法】 每次口服15～30g，每日服两次，开水调服，1个月为1个疗程。

【注意事项】 服药期间应保持心情舒畅，解除精神或心理压力，树立信心。坚持治疗很重要，同时要注意营养，起居有常，寒温调摄，防止病毒感冒，预防病情反复。

膏方二：温肾方

【来源】 全国名中医陈如泉教授经验方。

【组成】 淫羊藿150g、补骨脂150g、巴戟天150g、熟地黄200g、枸杞子150g、菟丝子150g、炙黄芪300g、黄精300g、当归

150g、杜仲 150g、党参 100g、炒白术 100g、首乌藤 200g、炒山楂 150g、炙甘草 80g。

【图解】

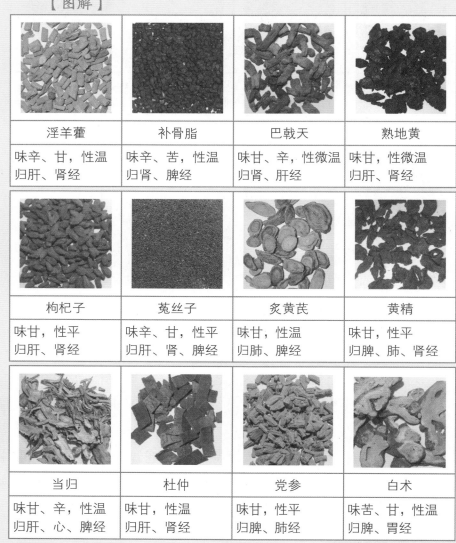

淫羊藿	补骨脂	巴戟天	熟地黄
味辛、甘，性温 归肝、肾经	味辛、苦，性温 归肾、脾经	味甘、辛，性微温 归肾、肝经	味甘，性微温 归肝、肾经
枸杞子	菟丝子	炙黄芪	黄精
味甘，性平 归肝、肾经	味辛、甘，性平 归肝、肾、脾经	味甘，性温 归肺、脾经	味甘，性平 归脾、肺、肾经
当归	杜仲	党参	白术
味甘、辛，性温 归肝、心、脾经	味甘，性温 归肝、肾经	味甘，性平 归脾、肺经	味苦、甘，性温 归脾、胃经

中医
内分泌病证
调养膏方

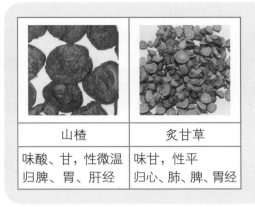

山楂	炙甘草
味酸、甘，性微温 归脾、胃、肝经	味甘，性平 归心、肺、脾、胃经

【制法】　以上药加水煎煮 3 次，滤汁去渣，合并 3 次滤液，加热浓缩成清膏，然后加蜂蜜 300g 收膏即成。

【功效】　温肾助阳，健脾益气。

【用法】　每次 15～30g，每日服两次，开水调服。

【注意事项】　服药期间应保持心情舒畅，解除精神或心理压力，树立信心。坚持治疗很重要，同时要注意营养，起居有常，寒温调摄，防止病毒感冒，预防病情反复。

十一、产后甲状腺炎

产后甲状腺炎（postpartum thyroiditis，PPT）是指流产或分娩后一年所发生的甲状腺功能异常综合征，也属于自身免疫性甲状腺炎之一。目前认为，产后甲状腺炎是原有的自身免疫甲状腺炎在妊娠因素的影响下，由隐性转为显性所致，该病在产妇中非常多见，又具有强大的破坏性。但在临床诊断与治疗的过程中，由于其临床表现比较短暂且模糊，很容易导致误诊与漏诊的情况发生。

1. 临床表现

本病无特殊明显的临床表现，甲状腺局部无明显疼痛或压痛，部分患者会出现弥漫性或不对称性甲状腺肿大。

2. 理化检查

（1）甲状腺自身抗体测定：患者 TPOAb、TGAb 滴度呈显著

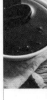

升高，特别是 TPOAb 滴度可明显高于 TGAb。

（2）甲状腺功能测定：其变化与桥本甲状腺炎基本一致。

（3）甲状腺细针穿刺细胞学检查（FNAC）：在镜下能够看到灶性淋巴细胞浸润或者弥漫性淋巴细胞浸润，未形成生发中心，未见呈嗜酸性红染的甲状腺细胞。

3. 辨证膏方

本病主因产后阴血虚损，正气不足，加之情志不畅，气机郁滞，郁而化火，而致痰凝血瘀，壅结于颈前。

脾肾阳虚症

【症候】 颈前肿大，神疲乏力，畏寒肢冷，面色苍白或萎黄，皮肤干燥，嗜卧懒言，记忆力减退，头晕腰酸，纳少腹胀，全身水肿，舌淡胖。

【治法】 温补脾肾、益气养阴。

膏方一：桂附地黄膏

【来源】 汪文娟《中医膏方指南》。

【组成】 人参 100g、黄芪 300g、制附子 60g、熟地黄 300g、白术 150g、肉桂 50g、杜仲 150g、补骨脂 100g、菟丝子 150g、肉苁蓉 150g、枸杞子 150g、当归 150g、龟甲胶 100g、鹿角胶 150g。

【图解】

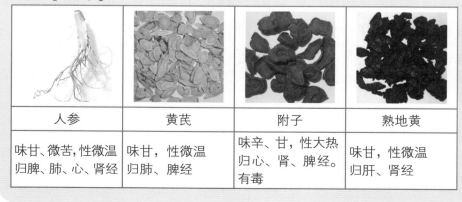

人参	黄芪	附子	熟地黄
味甘、微苦,性微温 归脾、肺、心、肾经	味甘,性微温 归肺、脾经	味辛、甘,性大热 归心、肾、脾经。有毒	味甘,性微温 归肝、肾经

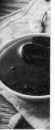

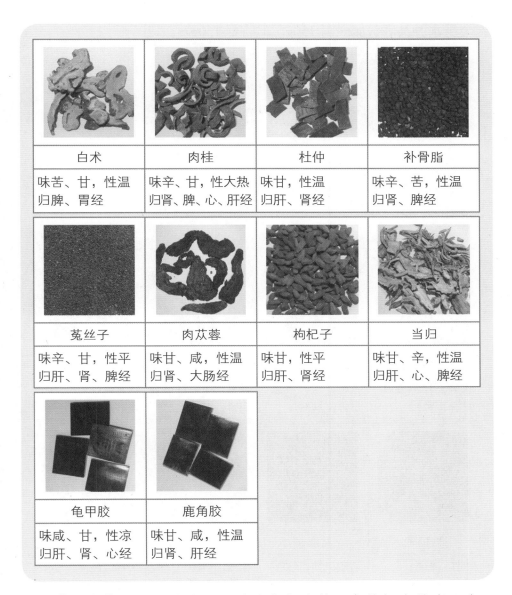

白术	肉桂	杜仲	补骨脂
味苦、甘，性温 归脾、胃经	味辛、甘，性大热 归肾、脾、心、肝经	味甘，性温 归肝、肾经	味辛、苦，性温 归肾、脾经

菟丝子	肉苁蓉	枸杞子	当归
味辛、甘，性平 归肝、肾、脾经	味甘、咸，性温 归肾、大肠经	味甘，性平 归肝、肾经	味甘、辛，性温 归肝、心、脾经

龟甲胶	鹿角胶
味咸、甘，性凉 归肝、肾、心经	味甘、咸，性温 归肾、肝经

【制法】 以上药除龟甲胶、鹿角胶外，余药加水煎煮3次，滤汁去渣，合并3次滤液，加热浓缩成清膏，再将龟甲胶、鹿角胶加适量黄酒浸泡后隔水炖烊，冲入清膏和匀，然后加蜂蜜300g收膏即成。

【功效】 温补脾肾、益气养阴。

【用法】 每次15~30g，每日服两次，开水调服。

【注意事项】 若腰膝酸软甚者，加淫羊藿200g、桑寄生200g；

若全身水肿甚者，加泽泻 150g、车前草 150g。

膏方二：温肾方

【来源】 全国名中医陈如泉教授经验方。

【组成】 淫羊藿 150g、补骨脂 150g、巴戟天 150g、熟地黄 200g、枸杞子 150g、菟丝子 150g、炙黄芪 300g、黄精 300g、当归 150g、杜仲 150g、党参 100g、炒白术 100g、首乌藤 200g、炒山楂 150g、炙甘草 80g。

【图解】

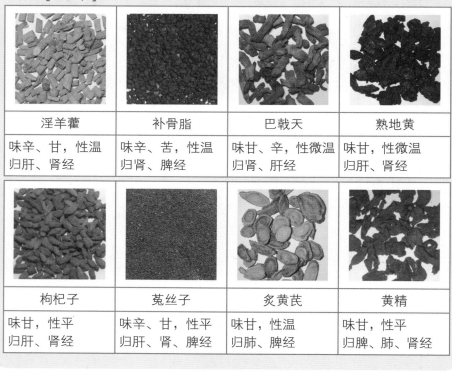

淫羊藿	补骨脂	巴戟天	熟地黄
味辛、甘，性温 归肝、肾经	味辛、苦，性温 归肾、脾经	味甘、辛，性微温 归肾、肝经	味甘，性微温 归肝、肾经
枸杞子	菟丝子	炙黄芪	黄精
味甘，性平 归肝、肾经	味辛、甘，性平 归肝、肾、脾经	味甘，性温 归肺、脾经	味甘，性平 归脾、肺、肾经

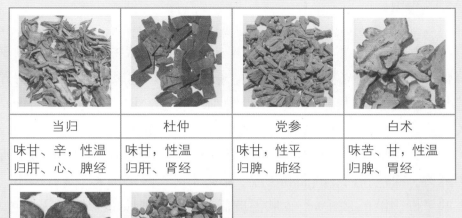

当归	杜仲	党参	白术
味甘、辛，性温 归肝、心、脾经	味甘，性温 归肝、肾经	味甘，性平 归脾、肺经	味苦、甘，性温 归脾、胃经

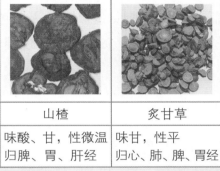

山楂	炙甘草
味酸、甘，性微温 归脾、胃、肝经	味甘，性平 归心、肺、脾、胃经

【制法】 以上药加水煎煮 3 次，滤汁去渣，合并 3 次滤液，加热浓缩成清膏，然后加蜂蜜 300g 收膏即成。

【功效】 温肾助阳，健脾益气。

【用法】 每次 15～30g，每日服两次，开水调服。

【注意事项】 服药期间应保持心情舒畅，解除精神或心理压力，树立信心。坚持治疗很重要，同时要注意营养，起居有常，寒温调摄，防止病毒感冒，预防病情反复。

十二、甲状腺功能减退症

甲状腺功能减退症（hypothyroidism，简称甲减）是由于甲状腺素合成和分泌减少或组织利用不足导致的全身代谢综合征。临床上以代谢率减低和交感神经兴奋性下降为主要表现，但不少患者也缺乏特异症状和体征。本病属于中医学"虚劳""瘿劳""水肿""痰饮"等范畴。

1. 临床表现

（1）症状：本病发病隐匿，病程较长，症状主要表现以代谢率降低和交感神经兴奋性下降为主，病情轻的早期患者可以没有特异症状。典型患者畏寒、乏力、手足肿胀、嗜睡、记忆力减退、少汗、关节疼痛、体重增加、便秘、女性月经紊乱或者月经过多、不孕等。

（2）体征：典型患者可有表情呆滞、反应迟钝、声音嘶哑、听力障碍，面色苍白、颜面和（或）眼睑水肿、唇厚舌大、常有齿痕、皮肤干燥、粗糙、脱皮屑、皮肤温度低、水肿、手脚掌皮肤可呈姜黄色，毛发稀疏干燥，跟腱反射时间延长，脉率缓慢。少数病例出现胫前黏液性水肿。本病累及心脏可以出现心包积液和心力衰竭。重症患者可以发生黏液性水肿昏迷。

2. 理化检查

（1）血清 TSH 和总 T_4（TT_4）、游离 T_4（FT_4）：原发性甲减血清 TSH 增高，TT_4 和 FT_4 降低。TSH 增高，TT_4 和 FT_4 降低的水平与病情程度相关。血清总 T_3（TT_3）、游离 T_3（FT_3）早期正常，晚期减低。亚临床甲减仅有 TSH 增高，TT_4 和 FT_4 正常。

（2）甲状腺过氧化物酶抗体（TPOAb）、甲状腺球蛋白抗体（TgAb）：是确定原发性甲减病因的重要指标和诊断自身免疫甲状腺炎（包括桥本甲状腺炎、萎缩性甲状腺炎）的主要指标。对于甲减患者以上 2 种抗体可为阴性，也可为阳性，但初诊时 TPOAb > 50 IU /mL 和 TgAb > 40 IU/mL 者，临床甲减和亚临床甲减的发生率显著增加。

（3）血液分析：可伴有轻、中度贫血，可有红细胞、血红蛋白、红细胞比容的下降。

（4）血脂检查：可伴有血清总胆固醇水平轻度升高。

（5）心电图：可伴有窦性心动过缓。

（6）其他检查：部分病例血清催乳素升高、蝶鞍增大，须要与

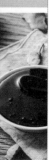

中医
内分泌病证
调养膏方

垂体催乳素瘤鉴别。部分病例影像学检查中甲状腺 B 超显示轻中度弥漫性肿大；心脏彩超显示心脏扩大。

3. 辨证膏方

本病之病因多由先天禀赋不足，胎中失养，体质较弱，肾阳亏虚；饮食失调或久病不愈、或失血过多，脾肾失养，阳气不足；或放疗以后，伤于气血，脾肾亏虚等，诸多因素致使全身机能不足，从而发为本病，病位重在脾肾。病性本虚标实，脾肾亏虚为本，气痰瘀邪为标。甲减为慢性疾病，多表现为元气亏虚、气血不足、脏腑虚损的阳虚症候。阳虚生寒，患者的临床症状与典型肾阳虚证表现一致，故认为肾阳虚是导致甲减的直接因素，肾阳不足是关键，在本病发展过程中又有诸多变化，甲减病后期可出现肾阴阳两虚，正气大衰，阴阳两伤是病理变化的最终转归；病位可涉及心、脾两脏，表现为心肾阳虚、脾肾同病；还可兼夹痰浊、瘀血等病理改变。因此，临床治则多以温肾助阳为根本，兼以补脾益气、健脾利水、活血通络、温化痰浊等治法。

（1）肾阳虚症

【症候】 畏寒、面色㿠白、腰膝酸冷、小便清长或遗尿、浮肿以腰以下为甚、阳痿滑精，女子带下清冷、宫寒不孕，舌淡苔白，迟脉沉细或沉迟。

【治法】 温肾助阳。

膏方一：济生肾气丸

【来源】 严用和《严氏济生方》。附子（炮）二个、白茯苓（去皮）、泽泻、山茱萸（取肉）、山药（炒）、车前子（酒蒸）、牡丹皮（去木）各一两、官桂（不见火）、川牛膝（去芦，酒浸）、熟地黄各半两，上为细末，炼蜜为丸，如梧桐子大，每服七十丸，空心米饮下。

【组成】 鹿角胶 200g、熟地黄 200g、山药 200g、枸杞子

100g、菟丝子150g、茯苓150g、牛膝200g、巴戟天150g、狗脊100g。

【图解】

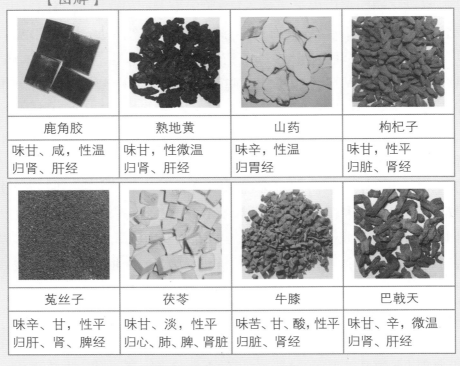

鹿角胶	熟地黄	山药	枸杞子
味甘、咸，性温 归肾、肝经	味甘，性微温 归肾、肝经	味辛，性温 归胃经	味甘，性平 归脏、肾经

菟丝子	茯苓	牛膝	巴戟天
味辛、甘，性平 归肝、肾、脾经	味甘、淡，性平 归心、肺、脾、肾脏	味苦、甘、酸，性平 归脏、肾经	味甘、辛，微温 归肾、肝经

【制法】 以上药除鹿角胶外，其余药加水煎煮3次，滤汁去渣，合并滤液，加热浓缩为膏，再将鹿角胶加适量黄酒浸泡后隔水炖烊，冲入清膏和匀，最后加蜂蜜300g收膏即成。

【功效】 温肾助阳，利水消肿。

【用法】 每次15～20g，每日两次，在两餐之间，用温开水冲服。

膏方二：斑龙丸

【来源】 王璆原《是斋百一选方》。鹿角胶（以酒浸胶数日，煮糊丸众药）、鹿角霜（碾为细末）、菟丝子（净洗，酒浸两宿，蒸研）、柏子仁（净者，另研）、熟地黄（好者，

中医 内分泌病证 调养膏方

酒浸两宿，蒸，焙，余酒入胶内）各十两。上五味，先焙鹿角霜、菟丝子、地黄，碾为细末，方入柏子仁在众药内研，却将鹿角胶酒约三四升，煮作糊丸之，于石白内杵二杆下，令熟，丸之如梧桐子大，早晚空心五十丸至一百丸，逐日早晚服，盐汤或酒任下。

【组成】 鹿角霜150g、菟丝子150g、柏子仁150g、牛膝200g、杜仲150g、枸杞子100g、鹿角胶200g。

【图解】

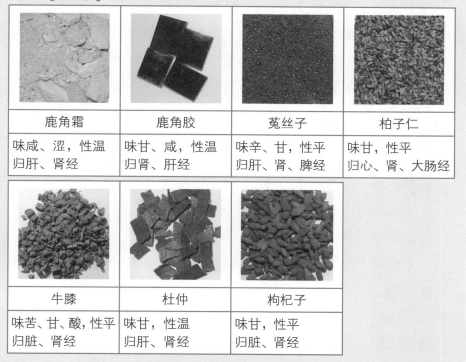

鹿角霜	鹿角胶	菟丝子	柏子仁
味咸、涩，性温 归肝、肾经	味甘、咸，性温 归肾、肝经	味辛、甘，性平 归肝、肾、脾经	味甘，性平 归心、肾、大肠经

牛膝	杜仲	枸杞子
味苦、甘、酸，性平 归脏、肾经	味甘，性温 归肝、肾经	味甘，性平 归脏、肾经

【制法】 以上药除鹿角胶、鹿角霜外，其余药加水煎煮3次，滤汁去渣，合并滤液，加热浓缩为膏，再将鹿角胶、鹿角霜加适量黄酒浸泡后隔水炖烊，冲入清膏和匀，最后加蜂蜜300g收膏即成。

【功效】 补益元阳。

【用法】 每次15~20g，每日两次，在两餐之间，用温开水冲服。

（2）脾肾阳虚症

【症候】 形寒肢冷，面色㿠白，消瘦神疲，少腹冷痛，腰酸膝冷，小便频数，余沥不尽，夜尿频繁，或小便不利，面浮肢肿，甚或阳痿，或妇女宫寒不孕，带下清稀，舌质淡胖，边有齿痕，脉沉迟而弱。

【治法】 温补脾肾。

膏方一：理中丸合肾气丸

【来源】 理中丸出自张仲景《伤寒论》。人参、干姜、甘草（炙）、白术（各三两），上四味，捣筛为末，蜜和丸，如鸡黄大，以沸汤数合和一丸，研碎，温服之。日三服，夜二服，腹中未热，益至三四丸，然不及汤。汤法，以四物，依两数切，用水八升，煮取三升，去滓，温服一升，日三服。服汤后，如食顷，饮热粥一升许，微自温，勿发揭衣被。

肾气丸出自张仲景《金匮要略》。干地黄八两，薯蓣四两，山茱萸四两，泽泻三两，茯苓三两，牡丹皮三两，桂枝、附子（炮）各一两。上为末，炼蜜为丸，如梧桐子大。每服十五丸，加至二十丸，酒送下，日再服。

【组成】 人参200g、干姜200g、白术200g、附片100g、甘草150g、山药150g、山茱萸200g、肉桂150g、砂仁100g、苍术100g、益智仁100g、菟丝子150g、杜仲150g、当归100g、阿胶200g。

【图解】

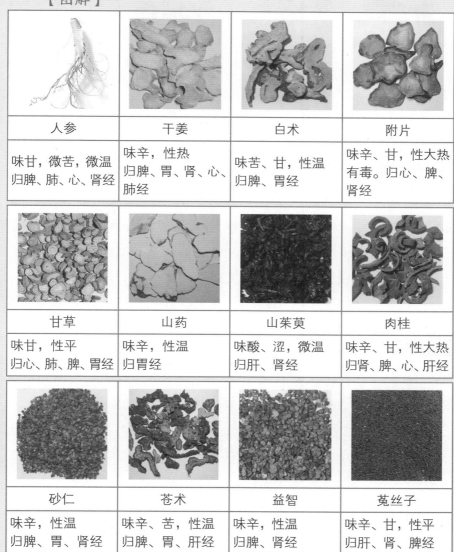

人参	干姜	白术	附片
味甘，微苦，微温 归脾、肺、心、肾经	味辛，性热 归脾、胃、肾、心、肺经	味苦、甘，性温 归脾、胃经	味辛、甘，性大热 有毒。归心、脾、肾经

甘草	山药	山茱萸	肉桂
味甘，性平 归心、肺、脾、胃经	味辛，性温 归胃经	味酸、涩，微温 归肝、肾经	味辛、甘，性大热 归肾、脾、心、肝经

砂仁	苍术	益智	菟丝子
味辛，性温 归脾、胃、肾经	味辛、苦，性温 归脾、胃、肝经	味辛，性温 归脾、肾经	味辛、甘，性平 归肝、肾、脾经

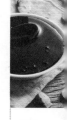

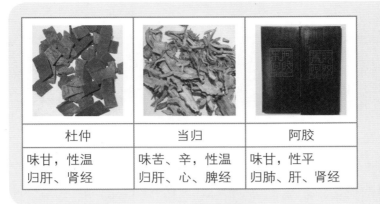

杜仲	当归	阿胶
味甘，性温 归肝、肾经	味苦、辛，性温 归肝、心、脾经	味甘，性平 归肺、肝、肾经

【制法】 上药除人参、阿胶外，其余药加水煎煮3次，滤汁去渣，人参另煎，合并滤液，加热浓缩为膏，再将阿胶加适量黄酒浸泡后隔水炖烊，冲入清膏和匀，最后加蜂蜜300g收膏即成。

【功效】 温肾健脾，补益气血。

【用法】 每次15～20g，每日两次，在两餐之间，用温开水冲服。

膏方二：温补脾肾膏

【来源】 湖北省中医院陈如泉教授经验膏方。此膏方于2000年由温肾方加减而成，经多年临床实践证明疗效确切。

【组成】 淫羊藿150g、补骨脂150g、巴戟天150g、熟地黄200g、枸杞子150g、菟丝子150g、炙黄芪300g、黄精300g、当归150g、杜仲150g、党参100g、炒白术100g、首乌藤200g、炒山楂150g、炙甘草80g、鹿角胶100g、阿胶100g。

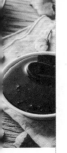

【图解】

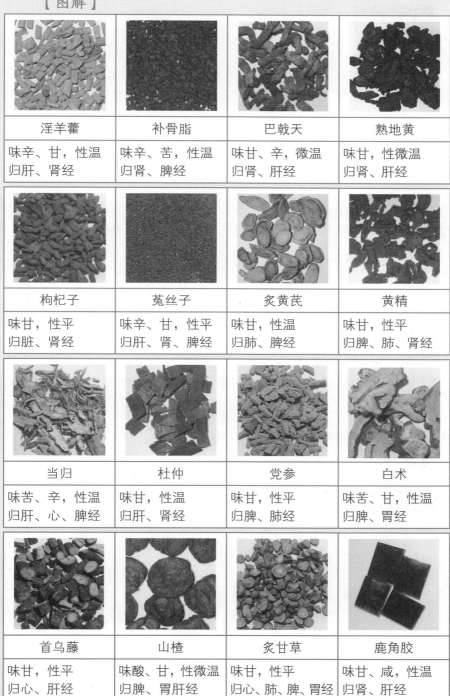

淫羊藿	补骨脂	巴戟天	熟地黄
味辛、甘，性温 归肝、肾经	味辛、苦，性温 归肾、脾经	味甘、辛，微温 归肾、肝经	味甘，性微温 归肾、肝经
枸杞子	菟丝子	炙黄芪	黄精
味甘，性平 归脏、肾经	味辛、甘，性平 归肝、肾、脾经	味甘，性温 归肺、脾经	味甘，性平 归脾、肺、肾经
当归	杜仲	党参	白术
味苦、辛，性温 归肝、心、脾经	味甘，性温 归肝、肾经	味甘，性平 归脾、肺经	味苦、甘，性温 归脾、胃经
首乌藤	山楂	炙甘草	鹿角胶
味甘，性平 归心、肝经	味酸、甘，性微温 归脾、胃肝经	味甘，性平 归心、肺、脾、胃经	味甘、咸，性温 归肾、肝经

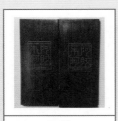

阿胶
味甘，性平 归肺、肝、肾经

【制法】 以上药除鹿角胶、阿胶外浸一宿，武火煎取 3L，沉淀滤清；文火收膏时，加入鹿角胶 100g、阿胶 100g、冰糖 100g、红枣 30 枚，熬至滴水成珠。

【功效】 温补脾肾、补益气血。

【用法】 每次 15~20g，每日 1 次，清晨最宜，用温开水冲服。

【注意事项】 感冒、食滞者不适合服用本膏方。

（3）阳虚湿盛症

【症候】 除具有脾肾阳虚的症候外，又见周身浮肿，以双下肢为甚，小便量少；胸腹满闷、周身沉重、酸软乏力；舌体胖大而淡嫩、苔白腻、脉沉迟无力。

【治法】 温阳益气，化气行水。

膏方一：真武汤

【来源】 张仲景《伤寒论》。茯苓三两，芍药三两，白术二两，生姜三两，附子（炮，去皮）一枚，破八片。以水八升，煮取三升，去滓，温服七合，日三服。

【组成】 黄芪 200g、白术 200g、茯苓 200g、白芍 150g、干姜 150g、附片 100g、阿胶 200g。

【图解】

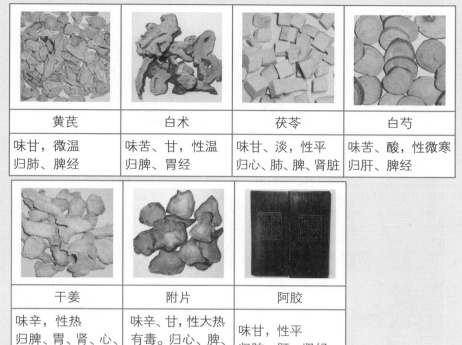

黄芪	白术	茯苓	白芍
味甘，微温 归肺、脾经	味苦、甘，性温 归脾、胃经	味甘、淡，性平 归心、肺、脾、肾脏	味苦、酸，性微寒 归肝、脾经

干姜	附片	阿胶
味辛，性热 归脾、胃、肾、心、肺经	味辛、甘，性大热 有毒。归心、脾、肾经	味甘，性平 归肺、肝、肾经

【制法】 以上药除阿胶外，其余药加水煎煮3次，滤汁去渣，加热浓缩为膏，再将阿胶加适量黄酒浸泡后隔水炖烊，冲入清膏和匀，最后加蜂蜜300g收膏即成。

【功效】 温阳健脾，化气行水。

【用法】 每次15~20g，每日两次，在两餐之间，用温开水冲服。

膏方二：五苓散

【来源】 张仲景《伤寒论》。猪苓十八铢（去皮），泽泻一两六铢，白术十八铢，茯苓十八铢，桂枝半两（去皮）。捣为散，以白饮和服方寸匕，日三服，多饮暖水，汗出愈，如法将息。

【组成】 猪苓 200g、泽泻 150g、白术 150g、茯苓 150g、干姜 150g、附片 100g、淫羊藿 100g、炙甘草 80g、阿胶 200g。

【图解】

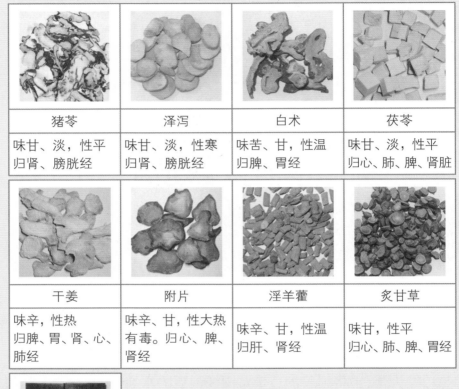

猪苓	泽泻	白术	茯苓
味甘、淡，性平 归肾、膀胱经	味甘、淡，性寒 归肾、膀胱经	味苦、甘，性温 归脾、胃经	味甘、淡，性平 归心、肺、脾、肾脏
干姜	附片	淫羊藿	炙甘草
味辛，性热 归脾、胃、肾、心、肺经	味辛、甘，性大热 有毒。归心、脾、肾经	味辛、甘，性温 归肝、肾经	味甘，性平 归心、肺、脾、胃经

阿胶
味甘，性平 归肺、肝、肾经

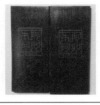

【功效】 利水渗湿，温阳化气。

【用法】 每次 15~20g，每日两次，在两餐之间，用温开水冲服。

膏方三：温阳行水膏

【来源】 湖北省中医院陈如泉教授经验膏方。此膏方于2000年由真武汤合五苓散加减而成，经多年临床实践证明疗效确切。

【组成】 黄芪300g、党参300g、白术150g、桂枝100g、茯苓300g、茯苓皮300g、干姜100g、熟附子150g、葶苈子150g、山萸肉100g、五味子100g、车前子300g、桃仁100g、红花100g、炙甘草100g。

【图解】

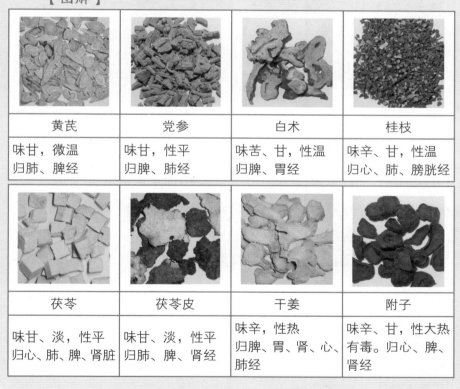

黄芪	党参	白术	桂枝
味甘，微温 归肺、脾经	味甘，性平 归脾、肺经	味苦、甘，性温 归脾、胃经	味辛、甘，性温 归心、肺、膀胱经

茯苓	茯苓皮	干姜	附子
味甘、淡，性平 归心、肺、脾、肾脏	味甘、淡，性平 归肺、脾、肾经	味辛，性热 归脾、胃、肾、心、肺经	味辛、甘，性大热有毒。归心、脾、肾经

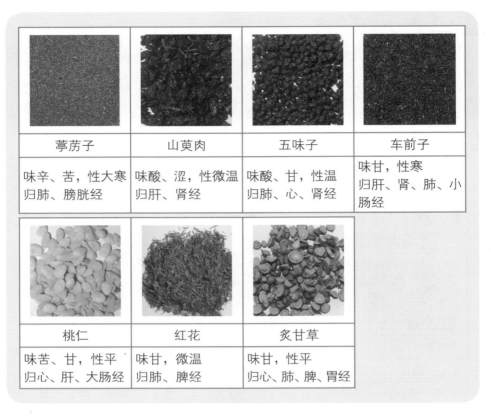

葶苈子	山萸肉	五味子	车前子
味辛、苦，性大寒 归肺、膀胱经	味酸、涩，性微温 归肝、肾经	味酸、甘，性温 归肺、心、肾经	味甘，性寒 归肝、肾、肺、小肠经

桃仁	红花	炙甘草
味苦、甘，性平 归心、肝、大肠经	味甘，微温 归肺、脾经	味甘，性平 归心、肺、脾、胃经

【制法】 以上药除党参外，其余药加水煎煮 3 次，滤汁去渣，党参另煎，合并滤液，加热浓缩为膏，最后加蜂蜜 300g 收膏即成。

【功效】 健脾温肾，补益心阳，化气行水。

【用法】 每次 15～20g，每日两次，在两餐之间，用温开水冲服。

（4）气血两虚症

【症候】 肢倦神疲、面色少华、皮肤干燥、饮食无味、多梦易醒、健忘心悸、头晕目眩，女性月经量少或闭经，舌质淡、苔薄，脉细弱。

【治法】 益气养血。

中医
内分泌病证
调养膏方

膏方：归脾汤

【来源】 薛己《正体类要》。白术、当归、白茯苓、黄芪(炒)、龙眼肉、远志、酸枣仁(炒)各一钱，木香五分，甘草(炙)三分，人参一钱。加生姜、大枣，水煎服。

【组成】 炙黄芪200g、党参200g、炒白术200g、当归150g、白芍150g、熟地黄150g、枸杞子100g、酸枣仁100g、柏子仁100g、茯神100g、阿胶200g。

【图解】

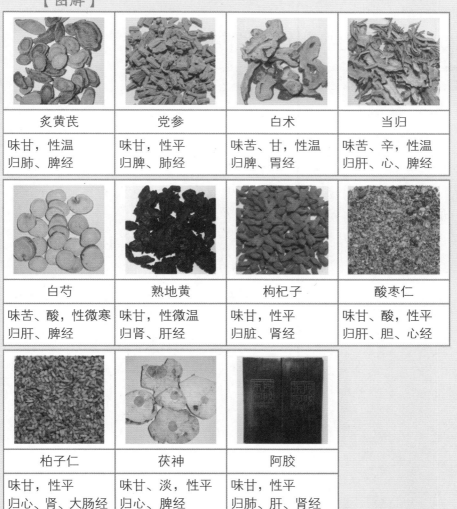

炙黄芪	党参	白术	当归
味甘，性温 归肺、脾经	味甘，性平 归脾、肺经	味苦、甘，性温 归脾、胃经	味苦、辛，性温 归肝、心、脾经
白芍	熟地黄	枸杞子	酸枣仁
味苦、酸，性微寒 归肝、脾经	味甘，性微温 归肾、肝经	味甘，性平 归脏、肾经	味甘、酸，性平 归肝、胆、心经
柏子仁	茯神	阿胶	
味甘，性平 归心、肾、大肠经	味甘、淡，性平 归心、脾经	味甘，性平 归肺、肝、肾经	

【制法】　上药除党参、阿胶外，其余药加水煎煮3次，滤汁去渣，党参另煎，合并滤液，加热浓缩为膏，再将阿胶加适量黄酒浸泡后隔水炖烊，冲入清膏和匀，最后加蜂蜜300g收膏即成。

【功效】　补养心脾，益气生血。

【用法】　每次15~20g，每日两次，在两餐之间，用温开水冲服。

（5）痰血瘀阻症

【症候】　面色蜡黄、皮肤甲错、非指凹性浮肿、感觉迟钝、表情痴呆、形体，肥胖、纳呆泛恶、呕吐清涎、舌质暗红、舌苔白腻、脉涩或滑。

【治法】　活血通络，温化痰浊。

膏方一：桃红四物汤合二陈汤

【来源】　桃红四物汤出自徐彦纯《玉机微义》。白芍药、川当归、熟地黄、川芎各等分，加桃仁、红花。每服三钱，水一盏半，煎至七分，空心热服。

二陈汤出自宋太医局《太平惠民和剂局方》。半夏汤洗七次，橘红各五两，白茯苓三两，甘草（炙）一两半。为末，每服四钱，用水一盏，生姜七片，乌梅一个，同煎至六分，去滓热服，不拘时候。

【组成】　人参200g、桂枝100g、仙茅100g、黄芪150g、茯苓150g、泽泻100g、车前子100g、淫羊藿150g、白术100g、赤芍150g、炙甘草100g、阿胶200g。

【图解】

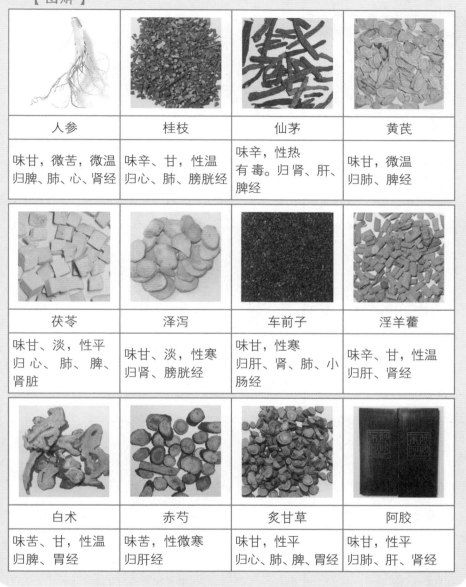

人参	桂枝	仙茅	黄芪
味甘，微苦，微温 归脾、肺、心、肾经	味辛、甘，性温 归心、肺、膀胱经	味辛，性热 有毒。归肾、肝、脾经	味甘，微温 归肺、脾经
茯苓	泽泻	车前子	淫羊藿
味甘、淡，性平 归心、肺、脾、肾脏	味甘、淡，性寒 归肾、膀胱经	味甘，性寒 归肝、肾、肺、小肠经	味辛、甘，性温 归肝、肾经
白术	赤芍	炙甘草	阿胶
味苦、甘，性温 归脾、胃经	味苦，性微寒 归肝经	味甘，性平 归心、肺、脾、胃经	味甘，性平 归肺、肝、肾经

【制法】　以上药除人参、阿胶外，其余药加水煎煮3次，滤汁去渣，人参另煎，合并滤液，加热浓缩为膏，再将阿胶加适量黄酒浸泡后隔水炖烊，冲入清膏和匀，最后加蜂蜜300g收膏即成。

【功效】　活血通络，温化痰浊。

【用法】　每次15~20g，每日两次，在两餐之间，用温开水冲服。

膏方二：温阳通络膏

【来源】　湖北省中医院陈如泉教授经验膏方。此膏方于2000年由肾气丸合血府逐瘀汤加减而成，经多年临床实践证明疗效确切。

【组成】　熟地黄200g、车前子200g、肉桂150g、附片100g、益母草150g、川芎150g、泽兰150g、补骨脂100g、淫羊藿150g、鸡血藤150g、地龙80g、阿胶200g。

【图解】

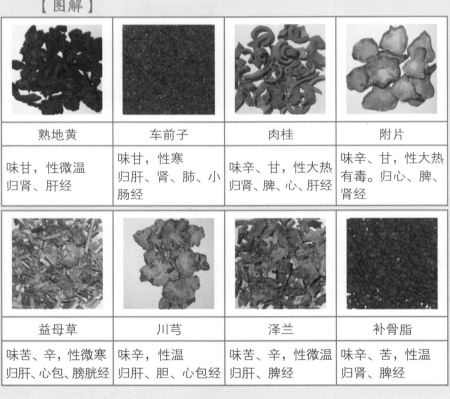

熟地黄	车前子	肉桂	附片
味甘，性微温 归肾、肝经	味甘，性寒 归肝、肾、肺、小肠经	味辛、甘，性大热 归肾、脾、心、肝经	味辛、甘，性大热 有毒。归心、脾、肾经

益母草	川芎	泽兰	补骨脂
味苦、辛，性微寒 归肝、心包、膀胱经	味辛，性温 归肝、胆、心包经	味苦、辛，性微温 归肝、脾经	味辛、苦，性温 归肾、脾经

中医
内分泌病证
调养膏方

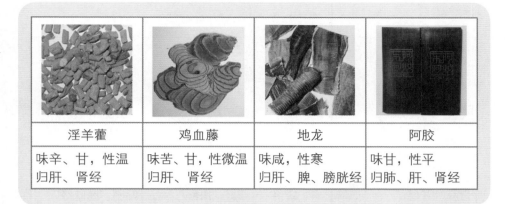

淫羊藿	鸡血藤	地龙	阿胶
味辛、甘，性温 归肝、肾经	味苦、甘，性微温 归肝、肾经	味咸，性寒 归肝、脾、膀胱经	味甘，性平 归肺、肝、肾经

【制法】 以上药除阿胶外，其余药加水煎煮3次，滤汁去渣，合并滤液，加热浓缩为膏，再将阿胶加适量黄酒浸泡后隔水炖烊，冲入清膏和匀，最后加蜂蜜300g收膏即成。

【功效】 活血通络，温化痰浊。

【用法】 每次15~20g，每日两次，在两餐之间，用温开水冲服。

膏方三：温阳活血膏

【来源】 湖北省中医院陈如泉教授经验膏方。此膏方于2000年由阳和汤加减而成，经多年临床实践证明疗效确切。

【组成】 熟地黄300g、炮姜300g、鹿角胶200g、麻黄80g、肉桂100g、白芥子100g、山慈菇150g、郁金100g、夏枯草100g、橘叶150g、土贝母100g、黄芪200g、黄药子100g、王不留行150g、猫爪草150g。

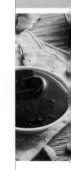

【图解】

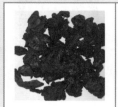	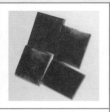	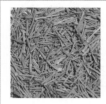	麻黄 味辛、微苦，性温 归肺、膀胱经
熟地黄 味甘，性微温 归肝、肾经	炮姜 味辛，性热 归脾、胃、肾经	鹿角胶 味甘、咸，性温 归肾、肝经	

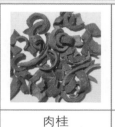		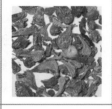	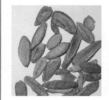
肉桂 味辛、甘，性大热 归肾、脾、心、肝经	白芥子 味辛，性温 归肺、胃经	山慈菇 味甘、微辛，性凉 归肝、脾经	郁金 味辛、苦，性寒 归肝、心、肺经

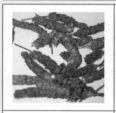	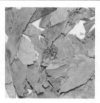	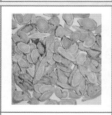	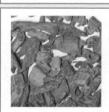
夏枯草 味辛、苦，性寒 归肝、胆经	橘叶 味辛、苦，性平 归肝经	黄芪 味甘，微温 归肺、脾经	黄药子 味苦，性寒 归肺、肝经。有毒

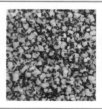	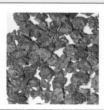		
王不留行 味苦，性平 归肝、胃经	猫爪草 味甘、辛，性温 归肝、肺经		

【制法】　以上药加水煎煮 3 次，滤汁去渣，合并滤液，加热浓缩为膏，最后加蜂蜜 300g 收膏即成。

【功效】　温阳散寒，活血化瘀。

【用法】　每次 15～20g，每日两次，在两餐之间，用温开水冲服。

（6）阴阳两虚症

【症候】　畏寒蜷卧、腰膝酸冷、小便清长或遗尿、大便干结、口干咽燥、但喜热饮、眩晕耳鸣、视物模糊，男子阳痿、遗精滑精，女子不孕、带下量多、舌质淡红、舌体胖大、舌苔薄白，尺脉弱。

【治法】　温肾滋阴，调补阴阳。

膏方：肾气丸

【来源】　肾气丸出自张仲景《金匮要略》。干地黄八两，薯蓣四两，山茱萸四两，泽泻三两，茯苓三两，牡丹皮三两，桂枝、附子（炮）各一两。上为末，炼蜜为丸，如梧桐子大。每服十五丸，加至二十丸，酒送下，日再服。

【组成】　熟地黄 200g、山药 200g、山茱萸 200g、牡丹皮 150g、泽泻 150g、茯苓 200g、附片 100g、肉桂 150g、枸杞子 150g、女贞子 150g、龟甲 100g、鳖甲 100g、阿胶 200g。

【图解】

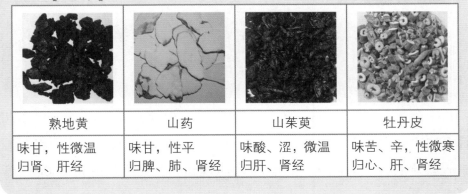

熟地黄	山药	山茱萸	牡丹皮
味甘，性微温 归肾、肝经	味甘，性平 归脾、肺、肾经	味酸、涩，微温 归肝、肾经	味苦、辛，性微寒 归心、肝、肾经

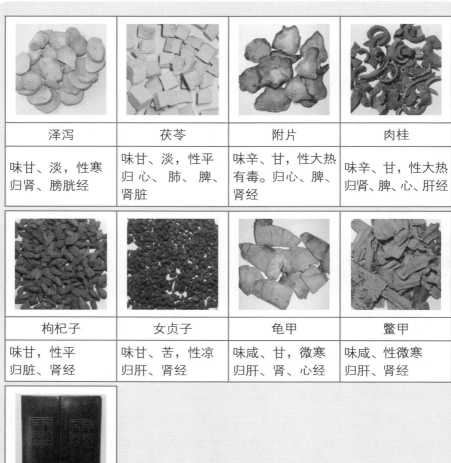

泽泻	茯苓	附片	肉桂
味甘、淡，性寒 归肾、膀胱经	味甘、淡，性平 归心、肺、脾、肾脏	味辛、甘，性大热 有毒。归心、脾、肾经	味辛、甘，性大热 归肾、脾、心、肝经
枸杞子	女贞子	龟甲	鳖甲
味甘，性平 归脏、肾经	味甘、苦，性凉 归肝、肾经	味咸、甘，微寒 归肝、肾、心经	味咸，性微寒 归肝、肾经
阿胶			
味甘，性平 归肺、肝、肾经			

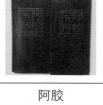

【制法】 以上药中龟板、鳖甲另包先煎，除阿胶外，其余药后下加水煎煮3次，滤汁去渣，合并滤液，加热浓缩为膏，再将阿胶加适量黄酒浸泡后隔水炖烊，冲入清膏和匀，最后加蜂蜜300g收膏即成。

【功效】 温肾滋阴，调补阴阳。

【用法】　每次 15~20g，每日两次，在两餐之间，用温开水冲服。

十三、甲状腺结节

甲状腺结节是指各种原因导致甲状腺内出现一个或多个组织结构异常的团块。一般人群甲状腺结节的患病率：触诊 3%~7%，超声检出率 20%~70%，甲状腺结节多为良性，恶性结节仅占甲状腺结节的 5% 左右。本病类似于中医学"瘿瘤""石瘿"等范畴。

1. 临床表现

症状：较小的结节一般无临床症状，较大的结节患者会产生咽喉压迫感、异物感，部分患者伴有疼痛，压迫食管者吞咽会有梗阻感，压迫气管者会有胸闷、呼吸不畅等症状。

体征：较小的结节触诊无法触及，较大结节触诊可触及结节，甲状腺触诊可触及甲状腺肿大（单侧或双侧），可触及 1 个或以上质地中等、边界清楚的结节，无明显触痛，活动度好，无震颤、血管杂音以及颈部浅表淋巴结肿大。部分患者可见有颈前部位或大或小的异常包块凸起。

2. 理化检查

（1）甲状腺功能测定：游离三碘甲状腺原氨酸（FT_3）、游离甲状腺激素（FT_4）和超敏促甲状腺激素（sTSH）一般都在正常范围之内。

（2）甲状腺自身抗体、甲状腺球蛋白、降钙素：甲状腺过氧化物酶抗体（TPOAb）、甲状腺球蛋白抗体（TgAb）可为阴性，也可升高；甲状腺球蛋白可正常也可高于正常，但不作为判断结节良恶性的标准；降钙素高提示甲状腺髓样癌的可能性大。

（3）甲状腺超声：可报告结节的位置、形态、大小、数目、结节的边缘状态、内部结构、回声形式、血流状况和颈部淋巴结的情况。提示有恶性可能的超声特点：①泥沙样钙化。②结节的回声低或实性。③血流丰富或血流紊乱。④边界不规则、向周围浸润、无晕。

⑤横截面前后径大于左右径（A/T ≥ 1）。

（4）甲状腺核素显像：根据结节对放射性核素摄取能力将结节分为"冷结节""温结节"和"热结节"。热结节中99%为良性，恶心者罕见，"冷结节"中5%～8%为恶性。（结节囊性变或者甲状腺囊肿也表现为冷结节，故应结合甲状腺彩超检查判读结果）。对于TSH低于正常者，应常规做甲状腺ECT检查除外甲状腺高功能腺瘤。

（5）MRI、CT：评估甲状腺结节与周围组织的关系，对胸骨后甲状腺肿有诊断价值。

（6）甲状腺细针穿刺细胞学检查（FNAC）：临床凡怀疑恶性变者均应常规行FNAC检查。局限性是不能区分甲状腺滤泡状癌和滤泡细胞腺瘤。

（7）131碘全身显像：对高分化、低度恶性肿瘤的诊断阳性率较高。

（8）131碘SPECT/CT融合显像：主要是对分化型甲状腺癌（DTC）（如甲状腺乳头状癌、甲状腺滤泡细胞癌）诊断阳性率高。寻找甲状腺癌转移灶，确定治疗方案，监测DTC的复发，评价131碘治疗疗效等方面都有较大优势。

（9）甲状腺正电子发射断层现象（PET）：对于低分化、高度恶性的肿瘤敏感度高，对于甲状腺癌术后复发和转移灶的检测可作为131碘全身显像的补充。甲状腺癌分子标记物：对于FNAC检查结果不能提供肯定性诊断的情况，可检查甲状腺癌分子标记物（BRAF、RAS、RET/PTC等）协助诊断。

3. 治疗法则

本病以情志失调、水土失宜、体质因素为病因，病变部位位于颈前（甲状腺处）。可因情志不调，气机郁滞，凝于颈前；或水土失宜，影响脾胃功能，脾失健运，湿聚生痰，痰凝气滞，痰气交阻于颈；或先天体质因素，阴亏火旺，灼津化痰，痰凝血瘀，痰血交阻于颈。本病以气滞、痰凝及血瘀为结节形成的病机，且与肝、脾、肾均有关，尤其与肝脏联系最为密切。若情志所伤，疏泄失职，肝气郁结，气郁生痰，痰气结于颈下而成瘿。气为痰滞，痰因气结，如此互为因果，则瘿瘤渐大。久病入络，瘀血内停，痰气与瘀血纠结形成结节。本病初起多实，以气滞为先，兼有痰气凝结和瘀血阻滞；病程迁延，病久可耗伤正气而致气虚。气滞、血瘀、痰凝，是中医"瘿病"的基本病机。所以多以理气解郁，活血化瘀，化痰软坚，调和冲任为治疗法则。

4. 辨证膏方

本病之病因多与情志内伤、水土失宜、体质因素和外邪侵袭等相关，病位重在肝、脾、肾，特别与肝脏最为密切。起病之初，多由情志不畅所致，以气滞为先，肝气郁结是本病的重要致病环节。结节所成，或为气结，或为热结，或为血结，其中气结为疾病之诱因或处于疾病的初期；气结日久，其病理改变以痰凝、血瘀为主，且二者相互关联、互为因果，故疾病后期以痰瘀互结为主要表现。痰凝、气滞及血瘀是本病的基本病机，兼夹气郁化火则致肝火亢盛，兼伤及气阴而致气阴不足。因此，临床以疏肝理气，化痰活血，软坚散结为治疗的基本法则，兼以健脾化痰、益气养阴、清热解毒、温肾助阳等。

（1）肝气郁结症

【症候】 精神抑郁、心烦善怒、胸胁胀痛、走窜不定，脘腹胀满、不思饮食，或见头晕、腹痛、呕吐、寒热往来，女性月经不调、两乳及少腹胀满不适，舌苔白，脉弦。

【治法】 疏肝解郁。

膏方一：柴胡疏肝散

【来源】 叶文龄《医学统旨》。陈皮（醋炒）、柴胡各二钱，川芎、香附、枳壳（麸炒）、芍药各一钱半，甘草（炙）五分，水二盅，煎八分，食前服。

【组成】 陈皮 200g、柴胡 100g、川芎 150g、香附 150g、枳壳 150g、芍药 150g、甘草 50g、阿胶 100g。

【图解】

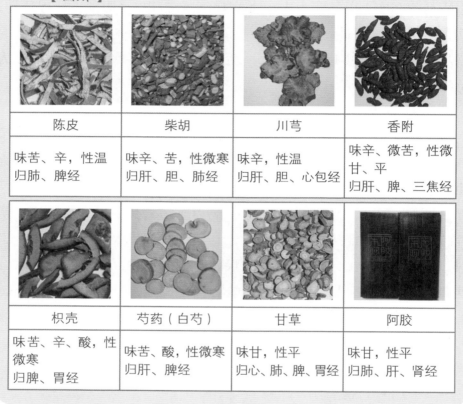

陈皮	柴胡	川芎	香附
味苦、辛，性温 归肺、脾经	味辛、苦，性微寒 归肝、胆、肺经	味辛，性温 归肝、胆、心包经	味辛、微苦，性微甘、平 归肝、脾、三焦经

枳壳	芍药（白芍）	甘草	阿胶
味苦、辛、酸，性微寒 归脾、胃经	味苦、酸，性微寒 归肝、脾经	味甘，性平 归心、肺、脾、胃经	味甘，性平 归肺、肝、肾经

【制法】 以上药除阿胶外，其余药加水煎煮 3 次，滤汁去渣，合并滤液，加热浓缩为膏，再将阿胶加适量黄酒浸泡后隔水炖烊，冲入清膏和匀，最后加蜂蜜 300g 收膏即成。

【功效】 疏肝解郁行气。

【用法】 每次 15～20g，每日两次，在两餐之间，用温开水冲服。

膏方二：四逆散

【来源】 张仲景《伤寒论》。甘草（炙）、枳实、柴胡、芍药四味各十分，捣筛，白饮和服方寸匕，日三服。

【组成】 柴胡 100g、芍药 100g、枳实 100g、甘草 100g、阿胶 100g。

【图解】

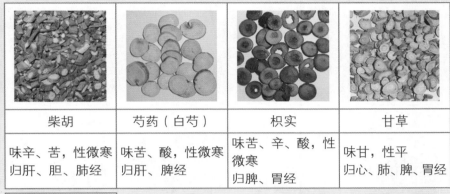

柴胡	芍药（白芍）	枳实	甘草
味辛、苦，性微寒 归肝、胆、肺经	味苦、酸，性微寒 归肝、脾经	味苦、辛、酸，性微寒 归脾、胃经	味甘，性平 归心、肺、脾、胃经

阿胶
味甘，性平 归肺、肝、肾经

【制法】 以上药除阿胶外，其余药加水煎煮 3 次，滤汁去渣，合并滤液，加热浓缩为膏，再将阿胶加适量黄酒浸泡后隔水炖烊，冲入清膏和匀，最后加蜂蜜 300g 收膏即成。

【功效】 透邪解郁，疏肝理脾。

【用法】 每次 15~20g，每日两次，在两餐之间，用温开水冲服。

膏方三：逍遥散

【来源】 宋太平惠民和剂局所《太平惠民和剂局方》。柴胡（去苗），当归（去苗），锉，微妙，茯苓（去皮），白者，白芍药、白术各一两，甘草(微炙赤)半两，上为粗末，每服二钱，水一大盏，烧生姜一块切皮，薄荷少许，同煎至七分，去渣热服，不拘时候。

【组成】 柴胡100g、茯苓100g、白术100g、薄荷50g、当归100g、赤芍100g、山慈菇100g、浙贝母100g、陈皮100g、半夏100g、生姜100g、甘草100g、阿胶100g。

【图解】

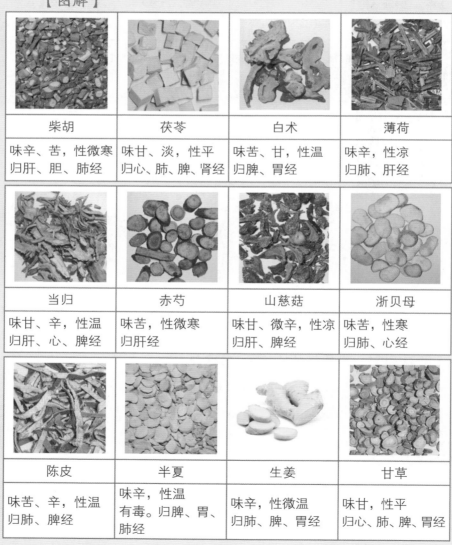

柴胡	茯苓	白术	薄荷
味辛、苦，性微寒 归肝、胆、肺经	味甘、淡，性平 归心、肺、脾、肾经	味苦、甘，性温 归脾、胃经	味辛，性凉 归肺、肝经

当归	赤芍	山慈菇	浙贝母
味甘、辛，性温 归肝、心、脾经	味苦，性微寒 归肝经	味甘、微辛，性凉 归肝、脾经	味苦，性寒 归肺、心经

陈皮	半夏	生姜	甘草
味苦、辛，性温 归肺、脾经	味辛，性温 有毒。归脾、胃、肺经	味辛，性微温 归肺、脾、胃经	味甘，性平 归心、肺、脾、胃经

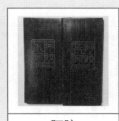

阿胶
味甘，性平 归肺、肝、肾经

【制法】　以上药除阿胶外，其余药加水煎煮3次，滤汁去渣，合并滤液，加热浓缩为膏，再将阿胶加适量黄酒浸泡后隔水炖烊，冲入清膏和匀，最后加蜂蜜300g收膏即成。

【功效】　疏肝理脾，养血解郁。

【用法】　每次15～20g，每日两次，在两餐之间，用温开水冲服。

（2）肝郁血瘀症

【症候】　颈前肿块随情志变化，质地较韧，可伴局部疼痛。情志易紧张、抑郁，颈、胁肋、乳房、小腹疼痛作胀，固定不移，或生肿块，舌质紫黯或边有瘀斑，脉沉稳。

【治法】　疏肝理气，软坚散结。

膏方：四逆散合消瘰丸

【来源】　四逆散出自张仲景《伤寒论》。甘草（炙）、枳实、柴胡、芍药四味各十分，捣筛，白饮和服方寸匕，日三服。消瘰丸出自程国彭《医学心悟》。元参（蒸）、牡蛎（煅，醋研）、贝母（去心，蒸），共为末，炼蜜为丸，如梧桐子大。

【组成】　柴胡100g、青皮150g、佛手100g、香附100g、枳壳100g、牡蛎100g、玄参150g、法半夏100g、赤芍150g、贝母200g、括楼100g、阿胶100g。

【图解】

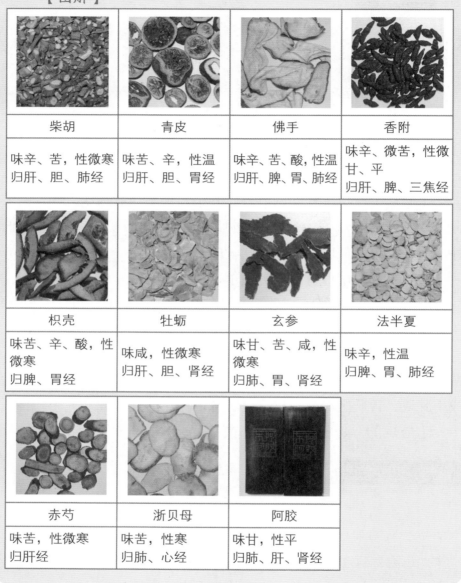

柴胡	青皮	佛手	香附
味辛、苦，性微寒 归肝、胆、肺经	味苦、辛，性温 归肝、胆、胃经	味辛、苦、酸，性温 归肝、脾、胃、肺经	味辛、微苦，性微甘、平 归肝、脾、三焦经

枳壳	牡蛎	玄参	法半夏
味苦、辛、酸，性微寒 归脾、胃经	味咸，性微寒 归肝、胆、肾经	味甘、苦、咸，性微寒 归肺、胃、肾经	味辛，性温 归脾、胃、肺经

赤芍	浙贝母	阿胶
味苦，性微寒 归肝经	味苦，性寒 归肺、心经	味甘，性平 归肺、肝、肾经

【制法】 以上药除阿胶外，其余药加水煎煮 3 次，滤汁去渣，合并滤液，加热浓缩为膏，再将阿胶加适量黄酒浸泡后隔水炖烊，冲入清膏和匀，最后加蜂蜜 300g 收膏即成。

【功效】 疏肝理气，软坚散结。

【用法】 每次15~20g，每日两次，在两餐之间，用温开水冲服。

（3）气血瘀滞症

【症候】 颈前肿块，或及结节，质地较硬，时有胸胁闷痛，女性痛经或闭经，舌质紫黯而有瘀斑，或舌下脉络瘀紫，脉弦涩或细涩。

【治法】 理气活血。

膏方：血府逐瘀汤

【来源】 王清任《医林改错》。桃仁四钱、红花三钱、当归三钱、生地黄三钱、牛膝三钱、川芎一钱半、桔梗一钱半、赤芍二钱、柴胡一钱、枳壳二钱、甘草一钱，水煎服。

【组成】 柴胡100g、香附100g、赤芍100g、当归150g、生地黄150g、桃仁200g、红花150g、川芎100g、牛膝150g、鸡血藤100g、丹参100g、郁金100g、枳壳100g、桔梗100g、阿胶100g。

【图解】

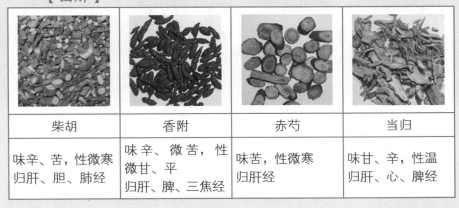

柴胡	香附	赤芍	当归
味辛、苦，性微寒 归肝、胆、肺经	味辛、微苦，性微甘、平 归肝、脾、三焦经	味苦，性微寒 归肝经	味甘、辛，性温 归肝、心、脾经

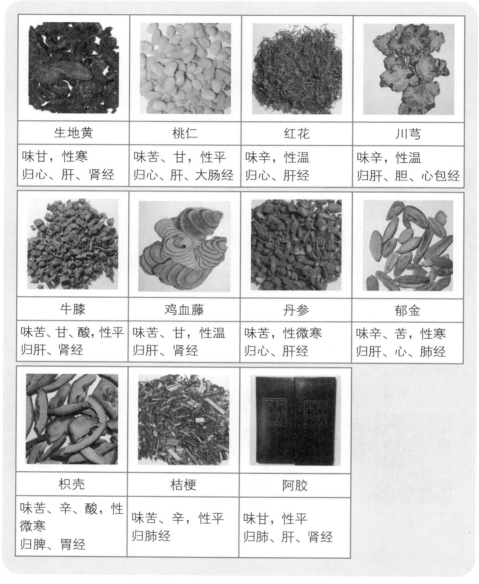

生地黄	桃仁	红花	川芎
味甘，性寒 归心、肝、肾经	味苦、甘，性平 归心、肝、大肠经	味辛，性温 归心、肝经	味辛，性温 归肝、胆、心包经
牛膝	鸡血藤	丹参	郁金
味苦、甘、酸，性平 归肝、肾经	味苦、甘，性温 归肝、肾经	味苦，性微寒 归心、肝经	味辛、苦，性寒 归肝、心、肺经
枳壳	桔梗	阿胶	
味苦、辛、酸，性 微寒 归脾、胃经	味苦、辛，性平 归肺经	味甘，性平 归肺、肝、肾经	

【制法】 以上药除阿胶外，其余药加水煎煮 3 次，滤汁去渣，合并滤液，加热浓缩为膏，再将阿胶加适量黄酒浸泡后隔水炖烊，冲入清膏和匀，最后加蜂蜜 300g 收膏即成。

【功效】 疏肝理气，活血化瘀。

【用法】 每次 15～20g，每日两次，在两餐之间，用温开水冲服。

（4）痰血凝滞症

【症候】　颈部局部结块，质地较硬，有明显触痛，舌质黯红或有瘀块，舌苔黄，脉弦。

【治法】　活血化痰，软坚散结。

膏方：活血消瘿膏

【来源】　湖北省中医院陈如泉教授经验膏方。此膏方于1995年由活血消瘿方加减而成，经多年临床实践证明疗效确切。

【组成】　蜣螂虫200g、土鳖虫150g、蜈蚣50g、莪术100g、王不留行150g、桃仁100g、猫爪草150g、柴胡150g、阿胶100g。

【图解】

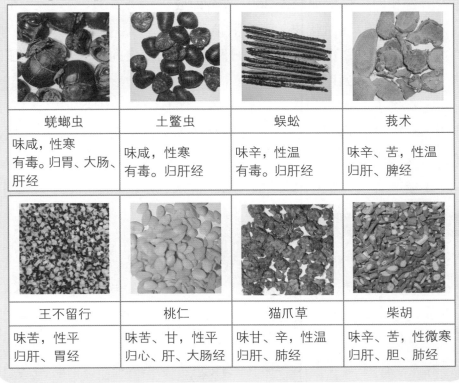

蜣螂虫	土鳖虫	蜈蚣	莪术
味咸，性寒有毒。归胃、大肠、肝经	味咸，性寒有毒。归肝经	味辛，性温有毒。归肝经	味辛、苦，性温归肝、脾经

王不留行	桃仁	猫爪草	柴胡
味苦，性平归肝、胃经	味苦、甘，性平归心、肝、大肠经	味甘、辛，性温归肝、肺经	味辛、苦，性微寒归肝、胆、肺经

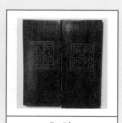

阿胶
味甘，性平 归肺、肝、肾经

【制法】　上药除阿胶外，其余药加水煎煮3次，滤汁去渣，合并滤液，加热浓缩为膏，再将阿胶加适量黄酒浸泡后隔水炖烊，冲入清膏和匀，最后加蜂蜜300g收膏即成。

【功效】　活血化痰，消瘿散结。

【用法】　每次15～20g，每日两次，在两餐之间，用温开水冲服。

（5）痰气交阻症

【症候】　颈前肿大，质软不痛，伴有结节，颈部胀感，精神抑郁、烦躁，时有胸闷不舒，女性则月经不调，舌淡或淡红，苔薄白，脉弦，或细或滑。

【治法】　疏肝理气化痰。

膏方一：半夏厚朴汤

【来源】　张仲景《金匮要略》。半夏一升、厚朴三两、茯苓四两、生姜五两、苏叶二两，以水七升，煮取四升，分温四服，日三夜一服。

【组成】　苏梗100g、厚朴150g、法半夏150g、茯苓200g、贝母150g、括楼150g、桔梗100g、枳壳100g、陈皮100g、甘草100g、阿胶100g。

【图解】

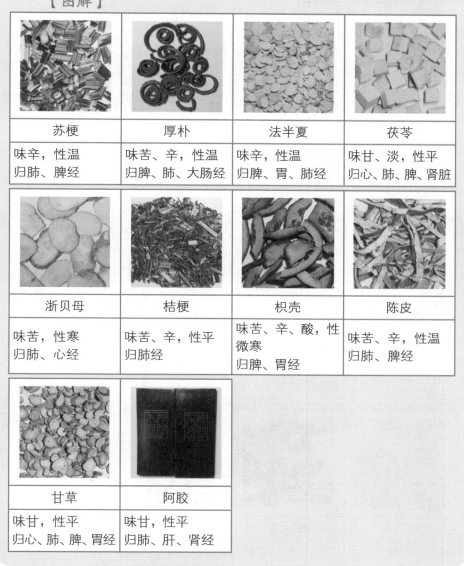

苏梗	厚朴	法半夏	茯苓
味辛，性温 归肺、脾经	味苦、辛，性温 归脾、肺、大肠经	味辛，性温 归脾、胃、肺经	味甘、淡，性平 归心、肺、脾、肾脏

浙贝母	桔梗	枳壳	陈皮
味苦，性寒 归肺、心经	味苦、辛，性平 归肺经	味苦、辛、酸，性 微寒 归脾、胃经	味苦、辛，性温 归肺、脾经

甘草	阿胶
味甘，性平 归心、肺、脾、胃经	味甘，性平 归肺、肝、肾经

【制法】　以上药除阿胶外，其余药加水煎煮 3 次，滤汁去渣，合并滤液，加热浓缩为膏，再将阿胶加适量黄酒浸泡后隔水炖烊，冲入清膏和匀，最后加蜂蜜 300g 收膏即成。

【功效】　疏肝解郁，理气化痰。

【用法】　每次 15~20g，每日两次，在两餐之间，用温开水冲服。

膏方二：四海舒郁丸

【来源】 张仲景《金匮要略》。青木香五钱，陈皮、海蛤粉各三钱，海带、海藻、昆布、乌贼骨各二两，上药为末和丸，每服三钱，不拘酒、水，日服三次；滓沉在碗底内者，敷气颈上。愈后用黄药子四两，酒三壶，煮三炷香，窨七日，去火毒，早晚任饮数杯。

【组成】 木香100g、陈皮100g、海蛤粉100g、海螵蛸100g、柴胡100g、青皮100g、浙贝母150g、夏枯草100g、阿胶100g。

【图解】

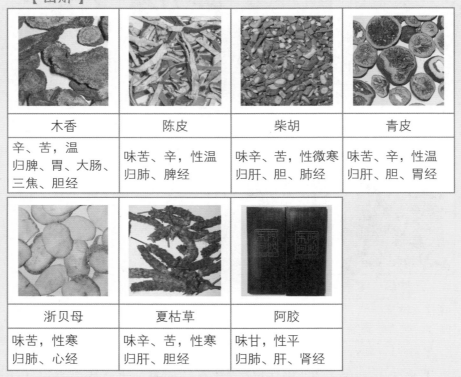

木香	陈皮	柴胡	青皮
辛、苦，温 归脾、胃、大肠、三焦、胆经	味苦、辛，性温 归肺、脾经	味辛、苦，性微寒 归肝、胆、肺经	味苦、辛，性温 归肝、胆、胃经

浙贝母	夏枯草	阿胶
味苦，性寒 归肺、心经	味辛、苦，性寒 归肝、胆经	味甘，性平 归肺、肝、肾经

【制法】 以上药除阿胶外，其余药加水煎煮3次，滤汁去渣，合并滤液，加热浓缩为膏，再将阿胶加适量黄酒浸泡后隔水炖烊，冲入清膏和匀，最后加蜂蜜300g收膏即成。

【功效】 疏肝解郁，化痰软坚。

【用法】　每次15~20g,每日两次,在两餐之间,用温开水冲服。

膏方三：五子消瘿膏

【来源】　湖北省中医院陈如泉教授经验膏方。此膏方于1995年由五子消瘿方加减而成,经多年临床实践证明疗效确切。

【组成】　白芥子300g、紫苏子200g、莱菔子300g、葶苈子200g、牛蒡子200g、阿胶100g。

【图解】

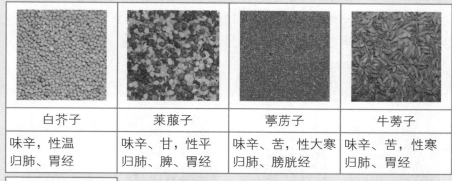

白芥子	莱菔子	葶苈子	牛蒡子
味辛,性温 归肺、胃经	味辛、甘,性平 归肺、脾、胃经	味辛、苦,性大寒 归肺、膀胱经	味辛、苦,性寒 归肺、胃经

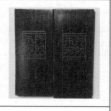

阿胶
味甘,性平 归肺、肝、肾经

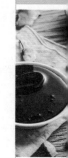

【制法】　以上药除阿胶外,其余药加水煎煮3次,滤汁去渣,合并滤液,加热浓缩为膏,再将阿胶加适量黄酒浸泡后隔水炖烊,冲入清膏和匀,最后加蜂蜜300g收膏即成。

【功效】　化痰散结消瘿。

【用法】　每次15~20g,每日两次,在两餐之间,用温开水冲服。

（6）气郁化火症

【症候】　心悸气促，多食消瘦，性急手抖，颈前明显肿大，可及多个结节，质地较硬，舌质红，苔黄，脉弦。

【治法】　疏肝清热，化痰散结。

膏方一：丹栀逍遥散

【来源】　薛己《内科摘要》。柴胡、当归（炒）、芍药（酒炒）、茯苓、白术（炒）各一钱，炙甘草、牡丹皮、栀子（炒）各五分。

【组成】　栀子150g、丹皮100g、黄芩100g、龙胆草100g、柴胡100g、香附100g、枳壳100g、瓜蒌100g、浙贝母100g、知母100g、夏枯草100g、郁金100g、玄胡100g、阿胶100g。

【图解】

栀子	丹皮	黄芩	龙胆草
味苦，性寒 归心、肺、三焦经	味苦、辛，性微寒 归心、肝、肾经	味苦，性寒 归肺、胆、脾、小肠、大肠经	味苦，性寒 归肝、胆经

柴胡	香附	枳壳	浙贝母
味辛、苦，性微寒 归肝、胆、肺经	味辛、微苦，性微甘、平 归肝、脾、三焦经	味苦、辛、酸，性微寒 归脾、胃经	味苦，性寒 归肺、心经

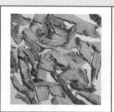	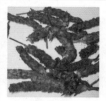	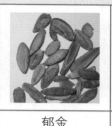	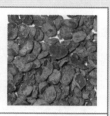
知母	夏枯草	郁金	延胡索
味辛、苦，性寒 归肝、心、肺经	味辛、苦，性寒 归肝、胆经	味辛、苦，性寒 归肝、心、肺经	味辛、苦，性温 归肝、脾经

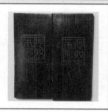
阿胶
味甘，性平 归肺、肝、肾经

【制法】　以上药除阿胶外，其余药加水煎煮3次，滤汁去渣，合并滤液，加热浓缩为膏，再将阿胶加适量黄酒浸泡后隔水炖烊，冲入清膏和匀，最后加蜂蜜300g收膏即成。

【功效】　清热泻火，理气散结。

【用法】　每次15~20g，每日两次，在两餐之间，用温开水冲服。

膏方二：龙胆泻肝汤

【来源】　汪昂《医方集解》。龙胆草（酒炒）、黄芩（炒）、栀子（酒炒）、泽泻、木通、车前子、当归（酒洗）、生地黄（酒炒）、柴胡、生甘草，水煎服，亦可用丸剂。

【组成】　栀子150g、丹皮100g、黄芩100g、龙胆草100g、柴胡100g、香附100g、枳壳100g、瓜蒌100g、浙贝母150g、知母150g、夏枯草100g、生石膏50g、黄连50g、阿胶100g。

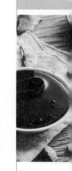

【图解】

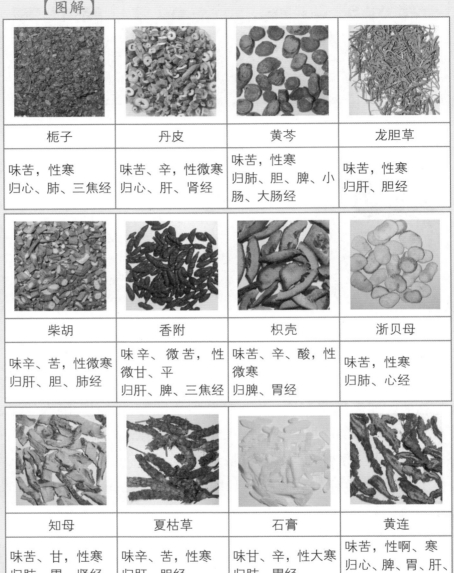

栀子	丹皮	黄芩	龙胆草
味苦，性寒 归心、肺、三焦经	味苦、辛，性微寒 归心、肝、肾经	味苦，性寒 归肺、胆、脾、小肠、大肠经	味苦，性寒 归肝、胆经
柴胡	香附	枳壳	浙贝母
味辛、苦，性微寒 归肝、胆、肺经	味辛、微苦，性微甘、平 归肝、脾、三焦经	味苦、辛、酸，性微寒 归脾、胃经	味苦，性寒 归肺、心经
知母	夏枯草	石膏	黄连
味苦、甘，性寒 归肺、胃、肾经	味辛、苦，性寒 归肝、胆经	味甘、辛，性大寒 归肺、胃经	味苦，性啊、寒 归心、脾、胃、肝、胆、大肠经

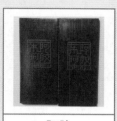

阿胶
味甘，性平 归肺、肝、肾经

【制法】 以上药除阿胶外，其余药加水煎煮 3 次，滤汁去渣，合并滤液，加热浓缩为膏，再将阿胶加适量黄酒浸泡后隔水炖烊，冲入清膏和匀，最后加蜂蜜 300g 收膏即成。

【功效】 清热泻火，理气散结。

【用法】 每次 15~20g，每日两次，在两餐之间，用温开水冲服。

（7）肝肾阴虚症

【症候】 颈前轻度肿大伴有结节，或目珠突出，目胀不适，心悸而烦，消谷善饥，形体消瘦，头晕目眩，指舌颤动，舌质红，苔少，脉弦细数。

【治法】 滋阴潜阳散结。

膏方一：六味地黄丸合消瘰丸

【来源】 六味地黄丸出自钱乙《小儿药证直诀》。熟地黄八钱、山萸肉、干山药各四钱、泽泻、牡丹皮、白茯苓（去皮）各三钱，上为末，炼蜜为丸，如梧桐子大，空心温水化下。亦可水煎服。消瘰丸出自程国彭《医学心悟》。元参（蒸）、牡蛎（煅，醋研）、贝母（去心，蒸），共为末，炼蜜为丸，如梧桐子大。

【组成】 知母 100g、黄柏 100g、生地黄 100g、山药 100g、

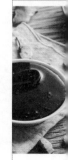

山茱萸 100g、夏枯草 100g、旱莲草 100g、浙贝母 100g、茯苓 100g、玄参 100g、鳖甲 100g、牡蛎 100g、阿胶 100g。

【图解】

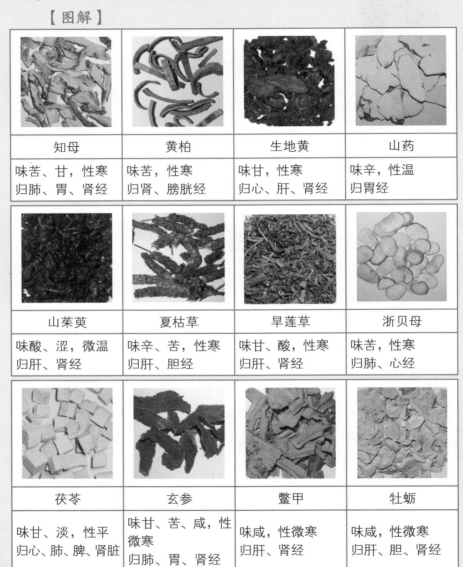

知母	黄柏	生地黄	山药
味苦、甘，性寒 归肺、胃、肾经	味苦，性寒 归肾、膀胱经	味甘，性寒 归心、肝、肾经	味辛，性温 归胃经
山茱萸	夏枯草	旱莲草	浙贝母
味酸、涩，微温 归肝、肾经	味辛、苦，性寒 归肝、胆经	味甘、酸，性寒 归肝、肾经	味苦，性寒 归肺、心经
茯苓	玄参	鳖甲	牡蛎
味甘、淡，性平 归心、肺、脾、肾脏	味甘、苦、咸，性微寒 归肺、胃、肾经	味咸，性微寒 归肝、肾经	味咸，性微寒 归肝、胆、肾经

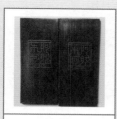

阿胶
味甘，性平 归肺、肝、肾经

【制法】　以上药除阿胶外，其余药加水煎煮3次，滤汁去渣，合并滤液，加热浓缩为膏，再将阿胶加适量黄酒浸泡后隔水炖烊，冲入清膏和匀，最后加蜂蜜300g收膏即成。

【功效】　滋阴潜阳，软坚散结豁痰。

【用法】　每次15~20g，每日两次，在两餐之间，用温开水冲服。

膏方二：一贯煎

【来源】　魏之琇《续名医类案》。北沙参、麦冬、当归各三钱，生地黄六钱至一两五钱，枸杞子三钱至六钱，川楝子一钱半，水煎服。

【组成】　沙参150g、麦冬150g、当归150g、生地黄150g、枸杞子100g、川楝子100g、阿胶100g。

【图解】

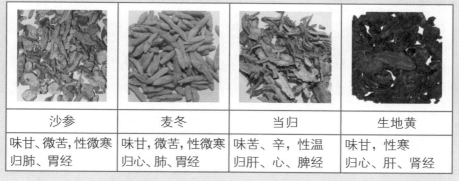

沙参	麦冬	当归	生地黄
味甘、微苦，性微寒 归肺、胃经	味甘，微苦，性微寒 归心、肺、胃经	味苦、辛，性温 归肝、心、脾经	味甘，性寒 归心、肝、肾经

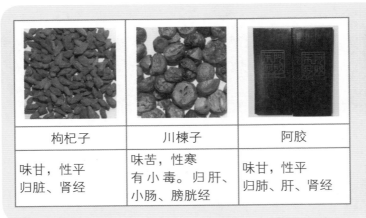

枸杞子	川楝子	阿胶
味甘，性平 归脏、肾经	味苦，性寒 有小毒。归肝、 小肠、膀胱经	味甘，性平 归肺、肝、肾经

【制法】　以上药除阿胶外，其余药加水煎煮3次，滤汁去渣，合并滤液，加热浓缩为膏，再将阿胶加适量黄酒浸泡后隔水炖烊，冲入清膏和匀，最后加蜂蜜300g收膏即成。

【功效】　滋阴疏肝散结。

【用法】　每次15~20g，每日两次，在两餐之间，用温开水冲服。

【注意事项】　方中滋腻之药较多，肝郁脾虚停湿者，不适合服用本膏方。

（8）阳虚痰凝症

【症候】　颈部肿物，质地较韧，表面光滑，伴见畏寒倦怠嗜睡，胸闷纳呆等，面色苍黄，舌质淡，舌苔白腻，脉濡。

【治法】　温阳化痰，软坚散结。

膏方一：右归丸

【来源】　张介宾《景岳全书》。熟地黄八两、山药（炒）四两、山茱萸（微炒）三两、枸杞（微炒）四两、鹿角胶（炒珠）四两、菟丝子（制）四两、杜仲（姜汤炒）四两、当归三两、肉桂二两、渐可加至四两、制附子二两、渐可加至五六两，上先将熟地黄蒸烂杵膏，加炼蜜为丸，如梧桐子大，没服百余丸，食前用滚汤或淡盐汤送下；或丸如弹子大，每嚼服二三丸，以滚白汤送下，亦可水煎服。

【组成】 熟地黄150g、山药150g、山茱萸100g、枸杞子100g、鹿角胶200g、菟丝子150g、淫羊藿100g、肉苁蓉100g、杜仲100g、当归100g、肉桂100g、附片50g、白芥子100g、浙贝母100g。

【图解】

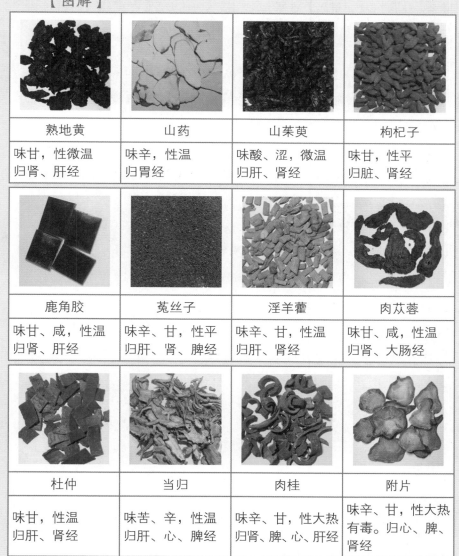

熟地黄	山药	山茱萸	枸杞子
味甘，性微温 归肾、肝经	味辛，性温 归胃经	味酸、涩，微温 归肝、肾经	味甘，性平 归脏、肾经

鹿角胶	菟丝子	淫羊藿	肉苁蓉
味甘、咸，性温 归肾、肝经	味辛、甘，性平 归肝、肾、脾经	味辛、甘，性温 归肝、肾经	味甘、咸，性温 归肾、大肠经

杜仲	当归	肉桂	附片
味甘，性温 归肝、肾经	味苦、辛，性温 归肝、心、脾经	味辛、甘，性大热 归肾、脾、心、肝经	味辛、甘，性大热 有毒。归心、脾、肾经

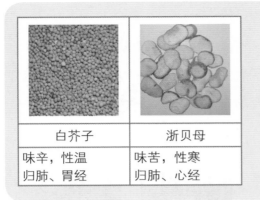

白芥子	浙贝母
味辛，性温 归肺、胃经	味苦，性寒 归肺、心经

【制法】　以上药除鹿角胶外，其余药加水煎煮3次，滤汁去渣，合并滤液，加热浓缩为膏，再将鹿角胶加适量黄酒浸泡后隔水炖烊，冲入清膏和匀，最后加蜂蜜300g收膏即成。

【功效】　温阳化痰。

【用法】　每次15~20g，每日两次，在两餐之间，用温开水冲服。

膏方二：温阳化痰膏

【来源】　湖北省中医院陈如泉教授经验膏方。此膏方于1995年由阳和汤加减而成，经多年临床实践证明疗效确切。

【组成】　熟地黄300g、炮姜300g、鹿角胶200g、麻黄80g、肉桂100g、白芥子100g、山慈菇150g、郁金100g、夏枯草100g、橘叶150g、土贝母100g、黄芪200g、黄药子100g、王不留行150g、猫爪草150g。

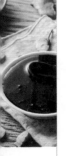

【图解】

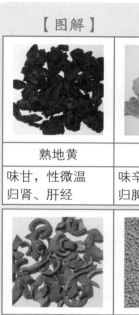	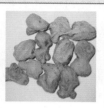	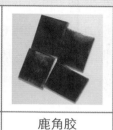	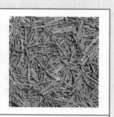
熟地黄	炮姜	鹿角胶	麻黄
味甘，性微温 归肾、肝经	味辛，性热 归脾、胃、肾经	味甘、咸，性温 归肾、肝经	味辛、微苦，性温 归肺、膀胱经
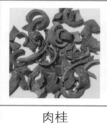	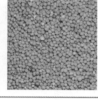	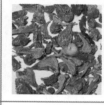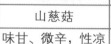	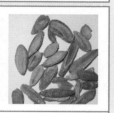
肉桂	白芥子	山慈菇	郁金
味辛、甘，性大热 归肾、脾、心、肝经	味辛，性温 归肺、胃经	味甘、微辛，性凉 归肝、脾经	味辛、苦，性寒 归肝、心、肺经
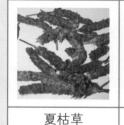	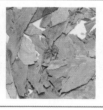	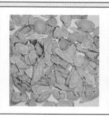	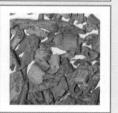
夏枯草	橘叶	黄芪	黄药子
味辛、苦，性寒 归肝、胆经	味辛、苦，性平 归肝经	味甘，微温 归肺、脾经	味苦，性寒 归肺、肝经。有毒
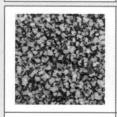	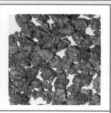		
王不留行	猫爪草		
味苦，性平 归肝、胃经	味甘、辛，性温 归肝、肺经		

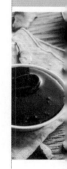

【制法】 以上药除鹿角胶外，其余药加水煎煮3次，滤汁去渣，合并滤液，加热浓缩为膏，再将鹿角胶加适量黄酒浸泡后隔水炖烊，冲入清膏和匀，最后加蜂蜜300g收膏即成。

【功效】 温阳散寒，化痰活血。

【用法】 每次15～20g，每日两次，在两餐之间，用温开水冲服。

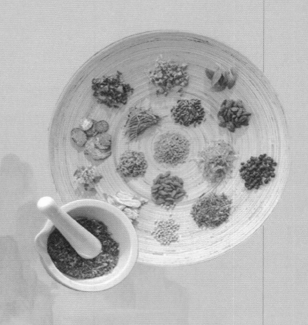

第四章

高尿酸血症
及痛风调养膏方

尿酸是嘌呤代谢的终产物，主要由细胞代谢分解的核酸和其他嘌呤类化合物以及食物中的嘌呤经酶的作用分解而来。正常男性血尿酸为 150～380μmol/L，女性更年期以前血尿酸水平为 100～300μmol/L，更年期后其值接近男性。37℃时，血清尿酸的饱和度约为 420μmol/L，高于此值即为高尿酸血症。

急性痛风性关节炎是由于嘌呤代谢紊乱，血尿酸升高，尿酸钠盐结晶沉积于关节腔内，引起白细胞吞噬，从而造成了关节红肿热痛的急性炎症反应。

1. 临床表现

临床多见于 40 岁以上的男性，女性多在绝经期后发病，近年发病有年轻化趋势。常有家族遗传史。

（1）无症状期

仅有波动性或持续性高尿酸血症，从血尿酸增高至症状出现的时间可达数年，有些可终身不出现症状，但随年龄增长，痛风的患病率增加，并与高尿酸血症的水平和持续时间有关。

（2）急性关节炎期

常有以下特点：①多在午夜或清晨突然起病，关节剧痛，呈撕裂样、刀割样或咬噬样，难以忍受；数小时内受累关节出现红、肿、热、痛和功能障碍；②单侧第一跖趾关节最常见，其余为趾、踝、膝、腕、指、肘关节；③发作常呈自限性，多于数天或两周内自行缓解，受累关节局部皮肤脱屑和瘙痒；④可伴高尿酸血症，但部分患者急性发作时血尿酸水平正常；⑤关节液或皮下痛风石抽吸物中发现双折光的针形尿酸盐结晶是确诊本病的"金标准"；⑥可有发热等症状。常见的发病诱因有受寒、劳累、饮酒、高蛋白高嘌呤饮食、外伤、手术、感染等。

（3）痛风石及慢性关节炎期

痛风石是痛风的特征性临床表现，典型部位在耳郭，也常见于反复发作的关节周围，以及鹰嘴、跟腱、髌骨滑囊等处。外观为隆起的大小不一的黄白色赘生物，表面菲薄，破溃后排出白色粉状或糊状物经久不愈，但较少继发感染。关节内大量沉积的痛风石可造成关节骨质破坏、关节周围组织纤维化、继发退行性改变等，临床表现为持续关节肿痛、压痛、畸形、关节功能障碍。

（4）肾脏病变的主要表现

①痛风性肾病。起病隐匿，临床表现为尿浓缩功能下降，出现夜尿增多、低比重尿、蛋白尿、白细胞尿、轻度血尿及管型等。晚期可致肾小球滤过功能下降，出现肾功能不全及高血压、水肿、贫血等。少数患者表现为急性肾衰竭，出现少尿或无尿，尿中可见大量尿酸晶体。

②尿酸性肾石病。约 10%～25% 的痛风患者有尿酸性肾结石。较小者呈沙砾状随尿排出，可无明显症状。较大者引起肾绞痛、血尿、排尿困难、肾积水、肾盂肾炎或肾周围炎等。纯尿酸结石能被 X 线透过而不显影，可被泌尿系统 B 超发现。

2. 理化检查

（1）血尿酸测定

成年男性正常血尿酸值约为 208～416μmol/L（3.5～7.0mg/dL），女性约为 149～358μmol/L（2.5～6.0mg/dL），绝经后接近男性。血尿酸波动较大，应反复监测。

（2）关节液或痛风石内容物检查

偏振光显微镜下可见双折光的针形尿酸盐结晶。

（3）X 线检查

急性关节炎期可见非特征性软组织肿胀；慢性期或反复发作后可见软骨缘破坏，关节面不规则，特征性改变为穿凿样、虫蚀样圆

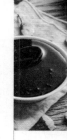

形或弧形的骨质透亮缺损。

（4）电子计算机 X 线体层显像（CT）与磁共振显像（MRI）检查 CT 扫描受累部位可见不均匀的斑点状高密度痛风石影像；MRI 呈斑点状低信号。

3. 辨证膏方

本病属于中医学"痹证""痛风""历节"范畴，其病因多为过食醇酒厚味，以致脾失运化，湿热浊毒内生，肾失升清降浊之功；或为禀赋不足，外感风、寒、湿之邪，日久郁而化热、凝滞为痰，阻滞经络。其病机为湿热痰浊痹阻经络，气血不畅，不通则痛，局部关节红肿热痛。风邪"善行数变"，故痛无定处，历节游走；病久反复发作，伤及肝肾，虚实夹杂，肢节失养，痰浊、血瘀诸邪留着经脉、肌肉、骨骼，故可见关节畸形、僵硬，甚则溃烂。

（1）痰湿痹阻症

【症候】 症见肢体、关节疼痛，或呈游走性痛，痛不移，或肢体关节重着肿痛，肌肉麻木，于阴雨天加重。

【治法】 健脾化痰，利湿通络。

膏方：利湿通络膏

【来源】 喻秀兰教授经验方。

【组成】 山药 300g、茯苓 300g、薏苡仁 300g、白扁豆 300g、防己 300g、生黄芪 300g、当归 300g、川芎 200g、续断 300g、丹参 300g、鱼腥草 300g、车前草 300g、陈皮 100g、土茯苓 300g、土贝母 300g、白芥子 150g、玄参 300g、苍术 100g、知母 300g、秦艽 300g、太子参 300g、党参 300g、补骨脂 300g、延胡索 300g。

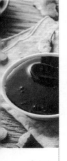

【图解】

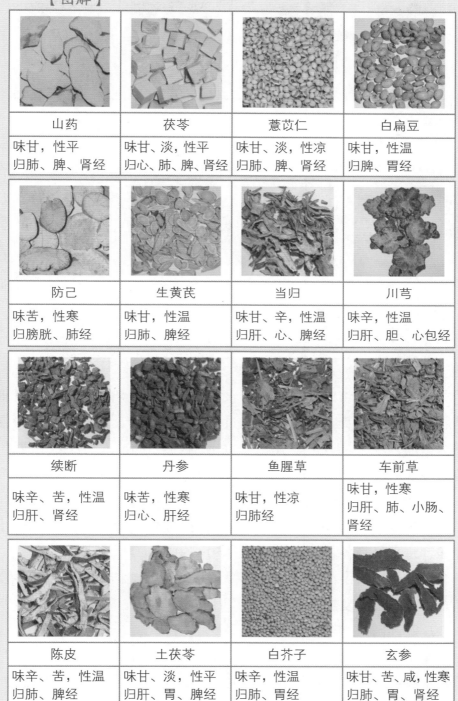

山药	茯苓	薏苡仁	白扁豆
味甘，性平 归肺、脾、肾经	味甘、淡，性平 归心、肺、脾、肾经	味甘、淡，性凉 归肺、脾、肾经	味甘，性温 归脾、胃经
防己	生黄芪	当归	川芎
味苦，性寒 归膀胱、肺经	味甘，性温 归肺、脾经	味甘、辛，性温 归肝、心、脾经	味辛，性温 归肝、胆、心包经
续断	丹参	鱼腥草	车前草
味辛、苦，性温 归肝、肾经	味苦，性寒 归心、肝经	味甘，性凉 归肺经	味甘，性寒 归肝、肺、小肠、肾经
陈皮	土茯苓	白芥子	玄参
味辛、苦，性温 归肺、脾经	味甘、淡，性平 归肝、胃、脾经	味辛，性温 归肺、胃经	味甘、苦、咸，性寒 归肺、胃、肾经

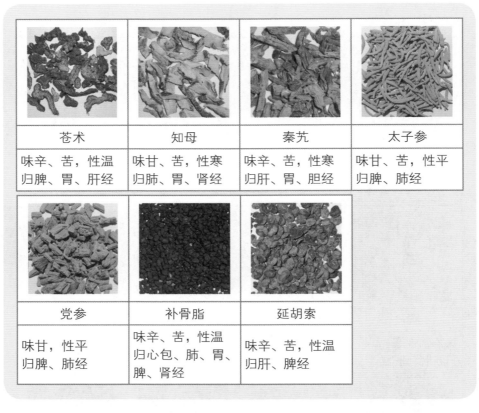

苍术	知母	秦艽	太子参
味辛、苦，性温 归脾、胃、肝经	味甘、苦，性寒 归肺、胃、肾经	味辛、苦，性寒 归肝、胃、胆经	味甘、苦，性平 归脾、肺经

党参	补骨脂	延胡索
味甘，性平 归脾、肺经	味辛、苦，性温 归心包、肺、胃、脾、肾经	味辛、苦，性温 归肝、脾经

【制法】　将以上药物用清水浸泡一昼夜。将除参类外的其他药物同煎，以快火连煎三汁后，过滤，去渣取汁。再在文火上慢慢熬煎浓缩，参类另煎冲入。用饴糖400g，趁热一同冲入药汁之中收膏，待其冷却后便可服用。

【功效】　健脾化痰，清热利湿，活血通络。

【用法】　上述膏方于冬至前后开始服用，每次约25g，开水冲服，每日早晚各1次，共计服用50～60天。

【注意事项】　服食期间忌酒、烟、浓茶、咖啡、刺激性食品、生萝卜。感冒、发热、咳嗽、腹泻时停服。

（2）肝肾亏虚症

【症候】　症见久痹不愈，反复发作，或呈游走性疼痛，或呈酸楚重着，甚则关节变形，活动不利，痹着不仁，腰脊酸痛，神疲乏力，气短自汗，面色无华，舌淡，脉细或细弱。

【治法】 补益肝肾、祛风除湿。

膏方：养肝益肾通络膏

【来源】 喻秀兰教授经验方。

【组成】 熟地黄300g、桑寄生300g、黄精300g、桑葚300g、女贞子300g、旱莲草300g、续断300g、杜仲300g、川牛膝300g、鸡血藤300g、忍冬藤300g、葛根200g、细辛60g、秦艽100g、赤、白芍各300g、姜黄200g、太子参300g、麦冬300g、山药300g、茯苓200g、陈皮100g、路路通300g、地龙150g、延胡索300g。

【图解】

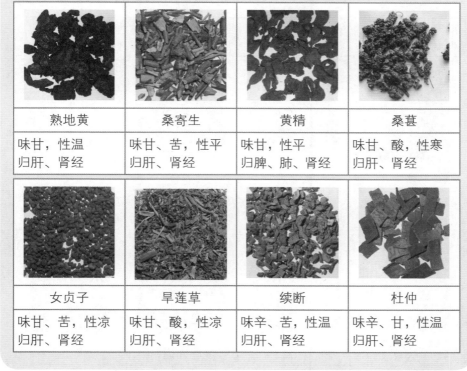

熟地黄	桑寄生	黄精	桑葚
味甘，性温 归肝、肾经	味甘、苦，性平 归肝、肾经	味甘，性平 归脾、肺、肾经	味甘、酸，性寒 归肝、肾经
女贞子	旱莲草	续断	杜仲
味甘、苦，性凉 归肝、肾经	味甘、酸，性凉 归肝、肾经	味辛、苦，性温 归肝、肾经	味辛、甘，性温 归肝、肾经

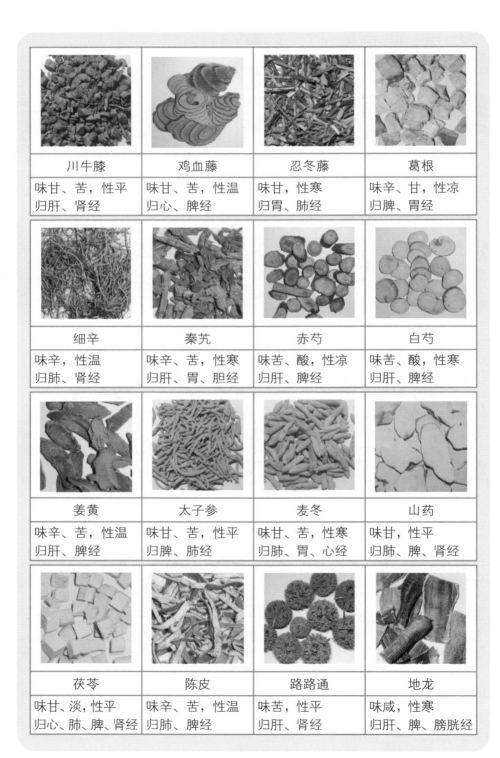

川牛膝	鸡血藤	忍冬藤	葛根
味甘、苦，性平 归肝、肾经	味甘、苦，性温 归心、脾经	味甘，性寒 归胃、肺经	味辛、甘，性凉 归脾、胃经
细辛	秦艽	赤芍	白芍
味辛，性温 归肺、肾经	味辛、苦，性寒 归肝、胃、胆经	味苦、酸，性凉 归肝、脾经	味苦、酸，性寒 归肝、脾经
姜黄	太子参	麦冬	山药
味辛、苦，性温 归肝、脾经	味甘、苦，性平 归脾、肺经	味甘、苦，性寒 归肺、胃、心经	味甘，性平 归肺、脾、肾经
茯苓	陈皮	路路通	地龙
味甘、淡，性平 归心、肺、脾、肾经	味辛、苦，性温 归肺、脾经	味苦，性平 归肝、肾经	味咸，性寒 归肝、脾、膀胱经

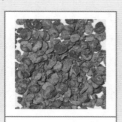

延胡索

味辛、苦，性温
归肝、脾经

【制法】 将以上药物用清水浸泡一昼夜。将除太子参外的其他药物同煎，以快火连煎三汁后，过滤，去渣取汁。再在文火上慢慢熬煎浓缩，太子参另煎冲入。用饴糖400g，趁热一同冲入药汁之中收膏，待其冷却后便可服用。

【功效】 补益肝肾、祛风除湿、活血通络。

【用法】 上述膏方于冬至前后开始服用，每次约25g，开水冲服，每日早晚各1次，共计服用50～60天。

【注意事项】 服食期间忌酒、烟、浓茶、咖啡、刺激性食品、生萝卜。感冒、发热、咳嗽、腹泻时停服。

（3）脾肾阳虚症

【症候】 形体丰腴，肢软无力，虚汗频频，胃脘易胀，口苦，大便偏干，舌暗淡，苔薄白，脉沉弦。

【治法】 健脾益气、补肾泄浊。

膏方：健脾益肾泻浊膏

【来源】 全国名中医唐汉钧教授验方。

【组成】 炙黄芪300g、党参300g、白术200g、茯苓200g、陈皮100g、姜半夏100g、豆蔻（后下）50g、紫苏100g、山楂100g、山萸肉150g、黄精200g、灵芝100g、淫羊藿150g、肉苁

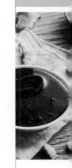

蓉 150g、生地黄 200g、薏苡仁 150g、夏枯草 100g、菊花 50g。另加核桃肉 250g、红枣 200g、莲子芯 150g、枸杞子 150g、阿胶 250g、鳖甲 150g、西洋参 100g、生晒参 200g。

【图解】

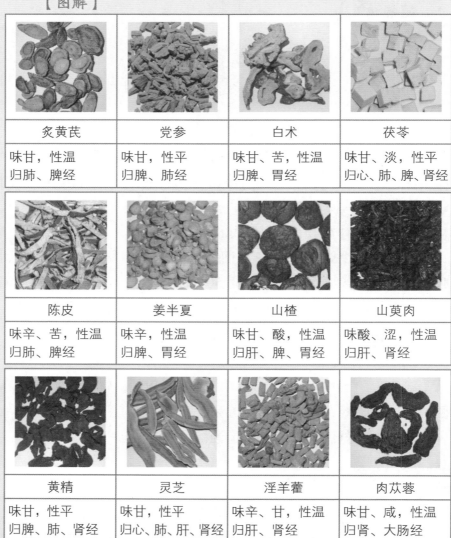

炙黄芪	党参	白术	茯苓
味甘，性温 归肺、脾经	味甘，性平 归脾、肺经	味甘，苦，性温 归脾、胃经	味甘、淡，性平 归心、肺、脾、肾经
陈皮	姜半夏	山楂	山萸肉
味辛、苦，性温 归肺、脾经	味辛，性温 归脾、胃经	味甘、酸，性温 归肝、脾、胃经	味酸、涩，性温 归肝、肾经
黄精	灵芝	淫羊藿	肉苁蓉
味甘，性平 归脾、肺、肾经	味甘，性平 归心、肺、肝、肾经	味辛、甘，性温 归肝、肾经	味甘、咸，性温 归肾、大肠经

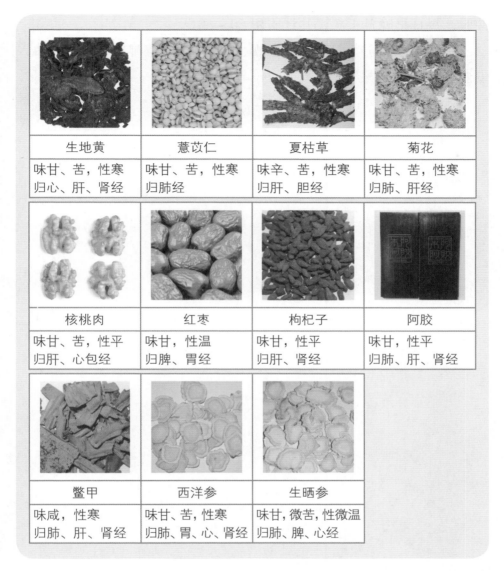

生地黄	薏苡仁	夏枯草	菊花
味甘、苦，性寒 归心、肝、肾经	味甘、苦，性寒 归肺经	味辛、苦，性寒 归肝、胆经	味甘、苦，性寒 归肺、肝经
核桃肉	红枣	枸杞子	阿胶
味甘、苦，性平 归肝、心包经	味甘，性温 归脾、胃经	味甘，性平 归肝、肾经	味甘，性平 归肺、肝、肾经
鳖甲	西洋参	生晒参	
味咸，性寒 归肺、肝、肾经	味甘、苦，性寒 归肺、胃、心、肾经	味甘、微苦，性微温 归肺、脾、心经	

【制法】　将以上药物用清水浸泡一昼夜。将除参类的其他药物同煎，以快火连煎三汁后，过滤，去渣取汁。再在文火上慢慢熬煎浓缩，参类另煎冲入。用饴糖 250g、锦纹冰糖 350g，趁热一同冲入药汁之中收膏，待其冷却后便可服用。

【功效】　健脾益气、补肾泄浊、清火平肝。

【用法】　上述膏方于冬至前后开始服用，每次约 25g，开水冲服，每日早晚各 1 次，共计服用 50～60 天。

【注意事项】 服食期间忌酒、烟、浓茶、咖啡、刺激性食品、生萝卜。感冒、发热、咳嗽、腹泻时停服。

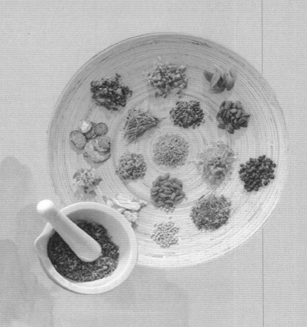

第五章

骨质疏松症
调养膏方

原发性骨质疏松症（Osteoporosis，OP）是一种以骨量低下，骨微结构破坏，骨脆性增加，易发生骨折为特征的全身性骨病。2001年美国国立卫生研究院（NIH）提出，骨质疏松症是以骨强度下降、骨折风险增加为特征的骨骼系统疾病，骨强度反映在骨骼的两个主要方面，即骨矿密度和骨质量。本病属于中医学的"骨痿""骨痹""骨枯"等范畴，主要是由于肾精不足、骨失滋养导致的全身骨骼的慢性退行性疾病。

一、临床表现

（一）症状

疼痛是原发性骨质疏松症最常见的早期症状，常以腰背部为主，亦可表现为全身骨骼疼痛或髋、膝、腕关节疼痛。腰背疼痛最初发生在从静息状态转为运动状态时，以后逐渐发展为持续性；较长时间采取同一姿势，疼痛可加重；若压缩骨折累及神经，可出现肢体麻木、乏力、挛缩、疼痛，或肋间神经痛，甚至腹痛。有时骨质疏松即使很明显，也可无明显腰背痛。

在该病的早期（骨量减少），当腰椎骨量丢失小于24%时，可没有任何症状，称为"静悄悄的病"；即使出现腰背部疼痛，也常因X线检查无明显异常发现，而未被诊断。若腰背疼痛突然加剧，可能发生椎体压缩骨折，此时骨折部位的棘突有压痛和叩击痛，但因常没有明显外伤史或仅有轻微外伤史而被患者所忽略，只有经X线检查发现椎体压缩骨折时，才可能发现到骨质疏松症的存在；此时，骨质疏松已相当严重，腰椎骨量丢失大于25%。因此，对于骨质疏松症患者，若排除其他原因引起的疼痛，疼痛可作为其骨折阈值的临床特征。严重骨质疏松症患者,腰背部容易疲劳,疼痛常持续存在。

（二）体征

1.身长缩短、驼背：身长缩短、驼背是继腰背痛后出现的重要体征。骨质疏松时,经过数年,会使整个脊椎缩短 10～15cm,从而导致身长缩短。椎体压缩,特别是那些活动度和负重量较大的椎体,均可使脊柱前倾、背屈加重,形成驼背。驼背的程度越重,则腰背痛越明显。椎体压缩性骨折会导致胸廓畸形、腹部受压及影响心肺功能等。

2.骨折：骨折是原发性骨质疏松症严重的并发症,其发生与年龄、绝经时间有一定的关系。轻微创伤甚至无创伤的碰撞也能引起骨折,脊柱椎体压缩性骨折、髋部骨折和桡骨远端骨折是原发性骨质疏松症患者最常发生的 3 种骨折。

二、理化检查

1.诊断性检查原发性骨质疏松症的诊断主要依靠骨密（Bone Mineral Density，BMD）测量。

（1）骨密度测量：确诊需要测量 BMD,采用双能 X 线吸收法（Dual Energy X-ray Absorptiometry，DEXA）。人群筛查可以使用单光子吸收法（SPA）、单能 X 线吸收法（SXA）、CT 骨密度测量。

（2）骨 X 线平片检查：在没有条件做骨密度检测的地区,可参考 X 线平片检查。X 线平片检查诊断骨质疏松的准确度较差,骨骼的矿物质丢失 30%～40% 才能在 X 线平片上辨认出来,

因此轻度的骨质疏松症在 X 线平片上难以诊断。除跟骨摄侧位片外,其他部位骨结构应摄正、侧位片。照片的清晰度、对比度、细致度应较高,软组织、骨组织层次结构清楚。

2.判断病因

女性绝经后的骨质疏松症患者血雌二醇降低,男性老年性骨质疏松症患者血睾酮降低。

三、辨证膏方

本病的发生、发展与冲任失调有关，与肾的关系最为密切，病性有虚有实，然总归于精亏髓减，骨失所养而致。治疗应肝脾肾同治，应强筋健骨为主，健脾强肌。在补肾、健脾、疏肝的基础上注意化痰祛瘀、温阳化湿等药物的运用，使肾精充盈、脾得健运、肝得疏泄、气血调和，如此才能达到标本同治、内外兼顾、正胜邪却。

（一）气血亏虚症

【症候】　腰背酸痛，肢体沉重乏力，关节酸痛，心悸头晕，少气懒言，乏力自汗，面色萎黄，舌淡，脉细弱。

【治法】　益气补血。

膏方：益气养血通络膏

【来源】　喻秀兰主任经验方。

【组成】　党参200g、白术100g、茯苓100g、炙甘草60g、陈皮60g、赤芍150g、白芍100g、生地黄200g、熟地黄200、炙黄芪300g、当归100g、黄精300g、桑寄生300g、续断300g、菟丝子200g、太子参300g、麦冬100g、五味子100g、石斛300g、鸡血藤300g、何首乌200g、红参100g、狗脊300g、姜黄300g、川牛膝300g。阿胶300g、鳖甲300g、核桃肉300g等。

【图解】

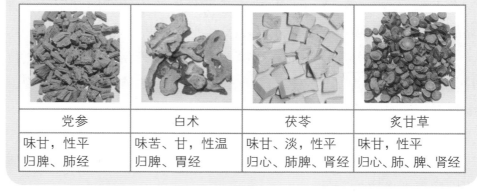

党参	白术	茯苓	炙甘草
味甘，性平 归脾、肺经	味苦、甘，性温 归脾、胃经	味甘、淡，性平 归心、肺脾、肾经	味甘，性平 归心、肺、脾、肾经

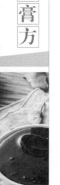

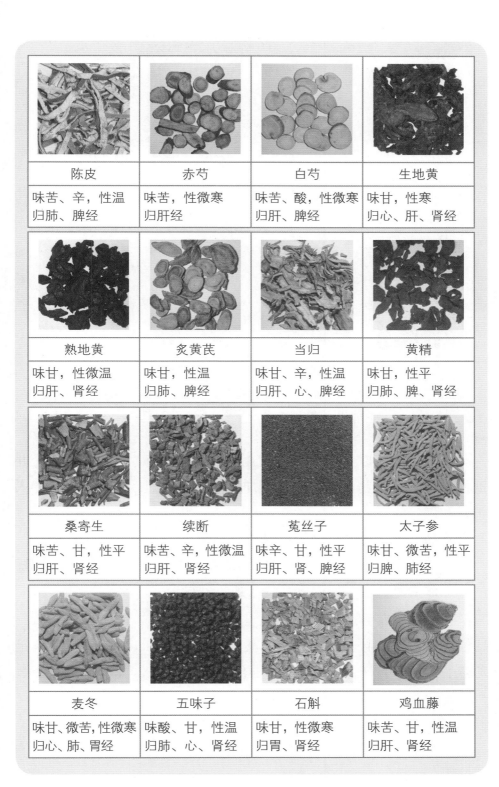

陈皮	赤芍	白芍	生地黄
味苦、辛，性温 归肺、脾经	味苦，性微寒 归肝经	味苦、酸，性微寒 归肝、脾经	味甘，性寒 归心、肝、肾经
熟地黄	炙黄芪	当归	黄精
味甘，性微温 归肝、肾经	味甘，性温 归肺、脾经	味甘、辛，性温 归肝、心、脾经	味甘，性平 归肺、脾、肾经
桑寄生	续断	菟丝子	太子参
味苦、甘，性平 归肝、肾经	味苦、辛，性微温 归肝、肾经	味辛、甘，性平 归肝、肾、脾经	味甘、微苦，性平 归脾、肺经
麦冬	五味子	石斛	鸡血藤
味甘、微苦，性微寒 归心、肺、胃经	味酸、甘，性温 归肺、心、肾经	味甘，性微寒 归胃、肾经	味苦、甘，性温 归肝、肾经

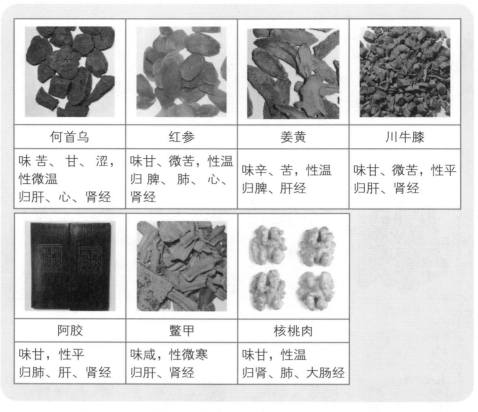

何首乌	红参	姜黄	川牛膝
味苦、甘、涩，性微温 归肝、心、肾经	味甘、微苦，性温 归脾、肺、心、肾经	味辛、苦，性温 归脾、肝经	味甘、微苦，性平 归肝、肾经

阿胶	鳖甲	核桃肉
味甘，性平 归肺、肝、肾经	味咸，性微寒 归肝、肾经	味甘，性温 归肾、肺、大肠经

【制法】　以上药加水煎煮 3 次，滤汁去渣，参类另煎，合并滤液，加热浓缩为膏，再将阿胶加适量黄酒浸泡后隔水炖烊，冲入清膏和匀，收膏。

【功效】　柔肝健脾，益气补血。

【用法】　每次 15～20g，每日两次，在两餐之间，用温开水冲服。

【注意事项】　如遇感冒食滞则暂停数天。

（二）肝肾亏虚症

【症候】　腰背酸痛，腰膝酸软，疲乏少力，咽干舌燥，手足心热，盗汗、自汗，舌红苔薄，脉细数。

【治法】　补益肝肾，填精益髓。

膏方：滋阴补肾祛瘀膏

【来源】　喻秀兰主任经验方。

【组成】　熟地黄300g、生地黄300g、女贞子200g、墨旱莲200g、当归200g、石斛200g、麦冬300g、五味子150g、西洋参50g、太子参300g、山茱萸200g、桑椹200g、赤芍300g、牡丹皮300g、知母300g、地龙200g、山药300g、茯苓200g、白扁豆200g、薏苡仁300g、羌活200g、独活200g、狗脊300g、泽兰300g、菊花300g、金银花100g、浮小麦300g。鹿角胶300g、鳖甲200g。

【图解】

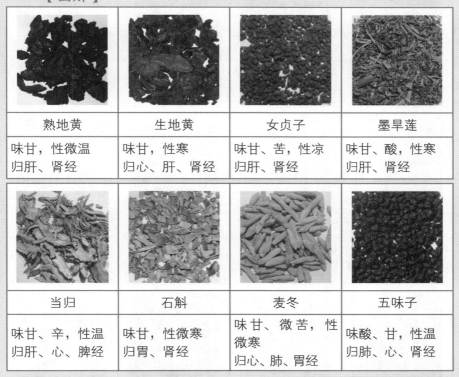

熟地黄	生地黄	女贞子	墨旱莲
味甘，性微温 归肝、肾经	味甘，性寒 归心、肝、肾经	味甘、苦，性凉 归肝、肾经	味甘、酸，性寒 归肝、肾经

当归	石斛	麦冬	五味子
味甘、辛，性温 归肝、心、脾经	味甘，性微寒 归胃、肾经	味甘、微苦，性微寒 归心、肺、胃经	味酸、甘，性温 归肺、心、肾经

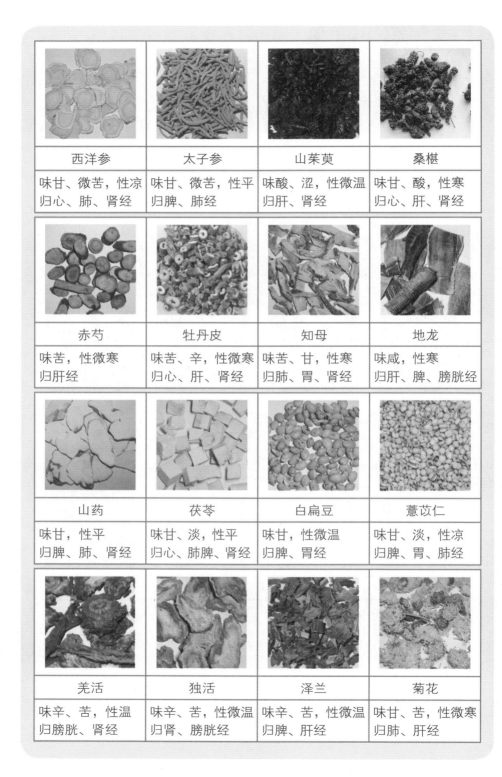

西洋参	太子参	山茱萸	桑椹
味甘、微苦，性凉 归心、肺、肾经	味甘、微苦，性平 归脾、肺经	味酸、涩，性微温 归肝、肾经	味甘、酸，性寒 归心、肝、肾经
赤芍	牡丹皮	知母	地龙
味苦，性微寒 归肝经	味苦、辛，性微寒 归心、肝、肾经	味苦、甘，性寒 归肺、胃、肾经	味咸，性寒 归肝、脾、膀胱经
山药	茯苓	白扁豆	薏苡仁
味甘，性平 归脾、肺、肾经	味甘、淡，性平 归心、肺脾、肾经	味甘，性微温 归脾、胃经	味甘、淡，性凉 归脾、胃、肺经
羌活	独活	泽兰	菊花
味辛、苦，性温 归膀胱、肾经	味辛、苦，性微温 归肾、膀胱经	味辛、苦，性微温 归脾、肝经	味甘、苦，性微寒 归肺、肝经

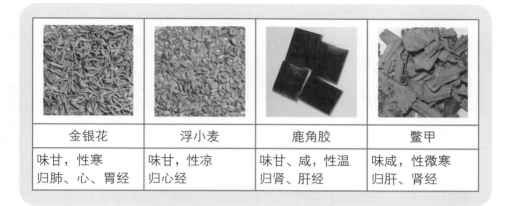

金银花	浮小麦	鹿角胶	鳖甲
味甘，性寒 归肺、心、胃经	味甘，性凉 归心经	味甘、咸，性温 归肾、肝经	味咸，性微寒 归肝、肾经

【制法】 以上药加水煎煮3次，滤汁去渣，西洋参和太子参另煎，合并滤液，加热浓缩为膏，将烊化开的鳖甲胶和鹿角胶冲入清膏和匀，文火收膏。

【功效】 滋补肝肾，填精壮骨。

【用法】 每次15～20g，每日两次，在两餐之间，用温开水冲服。

【注意事项】 忌生冷、辛辣、油腻滑肠之物，忌萝卜、茶叶、咖啡等，感冒、发热、咳嗽、腹泻时停服。

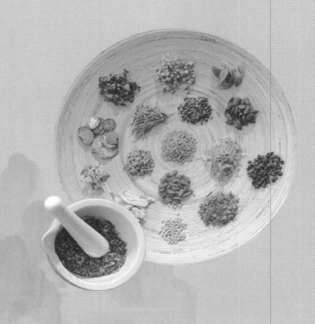

第六章

肥胖调养膏方

肥胖症是指体内脂肪堆积过多和（或）分布异常、体重增加，是包括遗传和环境在内的多种因素相互作用所引起的慢性代谢性疾病。中医学将肥胖者称为"肥人""肥贵人"，多列属于"肥满""痰湿"等范畴论治。

一、临床表现

（一）体重增加

症状与体征：一般轻中度单纯性肥胖无自觉症状，重度肥胖者则有不耐热、活动能力降低甚至活动时有气促，睡眠时打鼾。

头向后仰时，枕部皮褶明显增厚。胸圆，乳腺因皮下脂肪厚而增大。站立时腹部前凸出于胸部平面，脐孔深凹，短时间明显肥胖者，在下腹部两侧、双大腿、上臂内侧上部和臀部外侧可见紫纹或白纹。

（二）肥胖相关并发症

严重而长期的肥胖引起肥胖相关并发症，如臀部、腋部和大腿内侧皮肤变得粗厚而多皱褶，形如黑棘皮病。长期肥胖可合并高血压、代谢综合征、血脂谱异常、糖耐量异常与糖尿病、高胰岛素血症、冠心病、脑血管病、特发性颅高压、白内障、睡眠呼吸暂停综合征、脂肪肝、胆石症、胰腺炎、骨关节病、高尿酸血症与痛风等。当并发这些疾病时，可有相应的临床表现。

二、理化检查

1. 身高推算法：根据身高与体重在男女中有比较恒定的比例关系。计算公式如下：男性标准体重（kg）＝身高（cm）−105；女性标准体重（kg）＝身高（cm）−100。

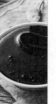

2. 身体质量指数（BMI）：体重除以身高的平方（kg／m²）。在不同性别和不同年龄段的成年人中，BMI 提供了在人群水平最有用的超重和肥胖的衡量标准。目前，世界卫生组织（WHO）将 BMI ≥ 25kg／m² 定义为超重，而 BMI ≥ 30kg／m² 定义为肥胖。

3. 腰围：另一个被用来反映肥胖程度的指标，该指标和腹部内脏脂肪堆积的相关性优于腰臀比值。对于亚太地区，建议男性腰围＞90cm，女性腰围＞80cm 作为肥胖的标准。

4. 此外还有使用腰身高比值（腰身比）反映内脏脂肪堆积。

5. 影像学检查：包括超声检查、CT 或 MRI 检查等。

三、辨证膏方

本病的主要病机是本虚标实，治疗当以补虚泻实为原则。补虚常用健脾益气，脾病及肾，则益气补肾。泻实常用祛湿化痰，结合行气、利水、消导、通腑、化瘀等法，以祛除体内病理性痰浊、水湿、瘀血、膏脂等。其中祛湿化痰法是治疗本病的最常用方法，贯穿于本病治疗过程的始终。

（一）脾虚痰湿症

【症候】　肥胖而浮肿，神疲乏力，肢体困重，喜卧少动，腹胀纳呆，尿少便溏。舌淡胖，苔白腻，脉滑细或弦细。此型较为常见，多见于中老年妇女及部分产后发胖者。

【治法】　健脾化痰祛湿。

膏方：参苓白术散合二陈汤加减

【来源】　宋代太平惠民和剂局编写《太平惠民和剂局方》。参苓白术散治脾胃虚弱，饮食不进，多困少力，中满痞噎，心忪气喘，呕吐泄泻及伤中和不热，久服养气育神，醒脾悦色，顺正辟邪。莲子肉（去皮）薏苡仁、缩砂仁、桔梗（炒令深黄色，

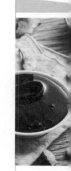

各一斤），白扁豆用姜汁浸，去皮上为细末。每服二钱，枣汤调下，小儿量岁数加减服。

治痰饮为患，或呕吐恶心，或头眩心悸，或中脘不快，或发为寒热，或因食生不和。半夏（汤洗七次）、橘红（各五两）、白茯苓（三两）、甘草（炙，一两半）上为咀。每服四钱，用水一钱，生姜七片，乌梅一个，同煎六分，去滓，热服，不拘时候。

【组成】 党参200g、白术150g、茯苓200g、山药150g、白扁豆100g、甘草100g、半夏100g、陈皮100g、苍术100g、泽泻150g、薏苡仁200g、冬瓜皮200g、大腹皮200g、荷叶100g、神曲100g、山楂100g、鸡内金100g。生晒参50g、阿胶200g、龟甲胶150g等。

【图解】

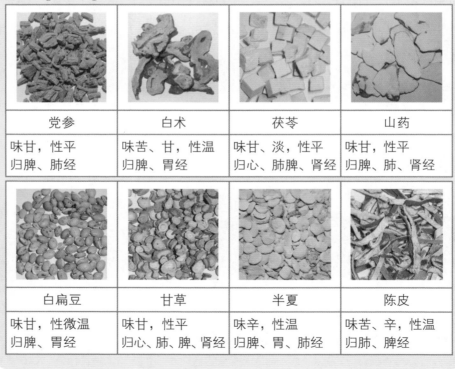

党参	白术	茯苓	山药
味甘，性平 归脾、肺经	味苦、甘，性温 归脾、胃经	味甘、淡，性平 归心、肺脾、肾经	味甘，性平 归脾、肺、肾经

白扁豆	甘草	半夏	陈皮
味甘，性微温 归脾、胃经	味甘，性平 归心、肺、脾、肾经	味辛，性温 归脾、胃、肺经	味苦、辛，性温 归肺、脾经

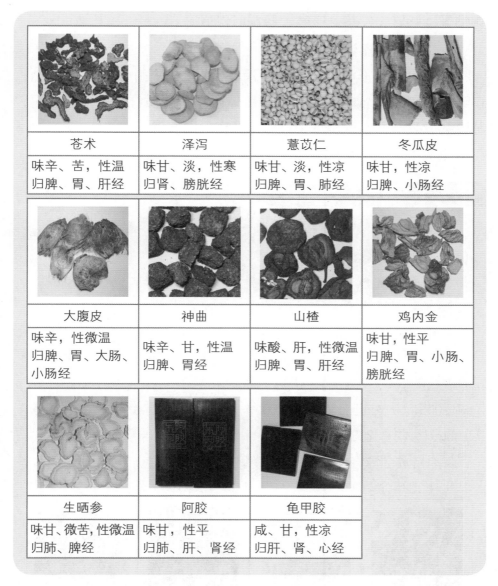

苍术	泽泻	薏苡仁	冬瓜皮
味辛、苦，性温 归脾、胃、肝经	味甘、淡，性寒 归肾、膀胱经	味甘、淡，性凉 归脾、胃、肺经	味甘，性凉 归脾、小肠经
大腹皮	神曲	山楂	鸡内金
味辛，性微温 归脾、胃、大肠、 小肠经	味辛、甘，性温 归脾、胃经	味酸、肝，性微温 归脾、胃、肝经	味甘，性平 归脾、胃、小肠、 膀胱经
生晒参	阿胶	龟甲胶	
味甘、微苦,性微温 归肺、脾经	味甘，性平 归肺、肝、肾经	咸、甘，性凉 归肝、肾、心经	

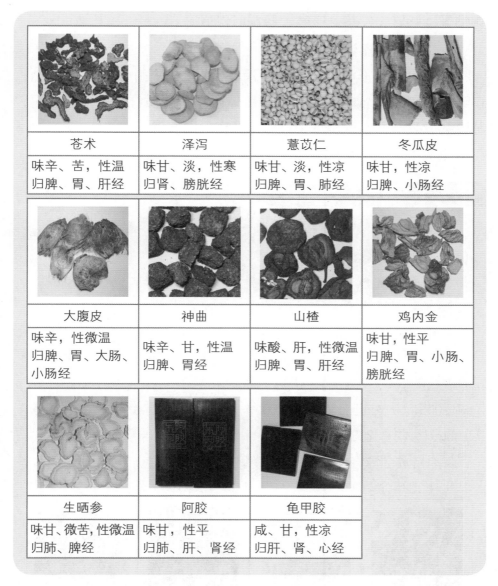

【制法】 以上药加水煎煮3次，滤汁去渣，生晒参另煎，合并滤液，加热浓缩为膏，再将阿胶加适量黄酒浸泡后隔水炖烊，与木糖醇冲入清膏和匀，收膏。

【功效】 益气健脾，化痰祛湿。

【用法】 每次15~20g，每日两次，在两餐之间，用温开水冲服。

【注意事项】 忌生冷、辛辣、油腻滑肠之物，忌萝卜、茶叶、咖啡等，感冒、发热、咳嗽、腹泻时停服。

（二）胃热湿阻症

【症候】　形体壮实肥胖，消谷善饥，腹胀中满，大便秘结，口干喜饮，或多饮，头晕头胀，肢体困重，舌质红，苔薄黄或白，脉弦数或弦滑。本型多见于青壮年及产后肥胖者。

【治法】　清热化湿。

膏方：连朴饮合玉女煎加减

【来源】　《霍乱论》原书主治《霍乱论》卷下："湿热蕴伏而成霍乱，兼能行食涤痰。"

《景岳全书》："水亏火盛，六脉浮洪滑大；少阴不足，阳明有余，烦热干渴，头痛牙疼，失血等证如神。"

【组成】　黄连100g、生石膏150g、知母100g、栀子200g、竹叶100g、芦根200g、蒲公英150g、厚朴150g、石菖蒲100g、半夏100g、枳实100g、芒硝100g、决明子100g、泽兰100g、泽泻100g、山楂100g、桃仁100g、益母草150g、白术150g、茯苓100g、薏苡仁200g、山药200g、神曲100g、西洋参100g、生晒参100g、阿胶200g、龟甲胶150g等。

【图解】

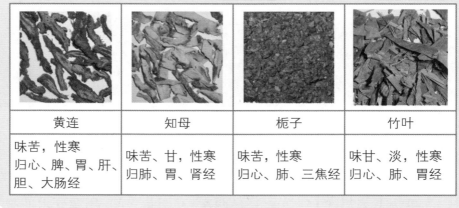

黄连	知母	栀子	竹叶
味苦，性寒 归心、脾、胃、肝、胆、大肠经	味苦、甘，性寒 归肺、胃、肾经	味苦，性寒 归心、肺、三焦经	味甘、淡，性寒 归心、肺、胃经

芦根	蒲公英	厚朴	石菖蒲
味甘，性寒 归肺、胃经	味苦、甘，性寒 归肝、胃经	味苦、辛，性温 归脾、胃、肺、大 肠经	味辛、苦，性温 归心、胃经
半夏	枳实	芒硝	决明子
味辛，性温 归脾、胃、肺经	味辛、苦、酸，性 微寒 归脾、胃经	味肝，性平 归肺、肝、大肠经	味甘、苦、咸， 性微寒 归肝、大肠经
泽兰	泽泻	山楂	桃仁
味苦、辛，性微温 归肝、脾经	味甘、淡，性寒 归肾、膀胱经	味酸、甘，性微温 归脾、胃、肝经	味苦、甘，性平 归心、肝、大肠经

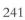

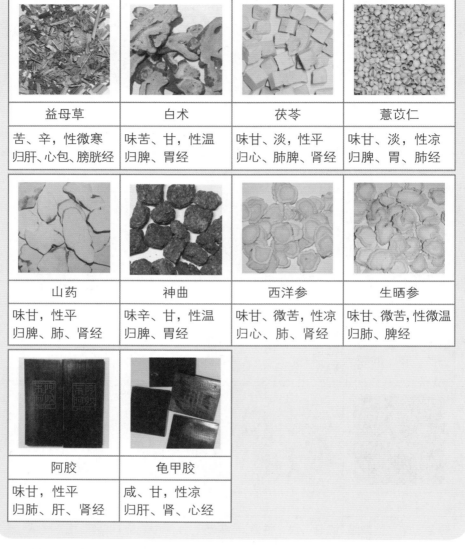

益母草	白术	茯苓	薏苡仁
苦、辛，性微寒 归肝、心包、膀胱经	味苦、甘，性温 归脾、胃经	味甘、淡，性平 归心、肺脾、肾经	味甘、淡，性凉 归脾、胃、肺经
山药	神曲	西洋参	生晒参
味甘，性平 归脾、肺、肾经	味辛、甘，性温 归脾、胃经	味甘、微苦，性凉 归心、肺、肾经	味甘、微苦，性微温 归肺、脾经
阿胶	龟甲胶		
味甘，性平 归肺、肝、肾经	咸、甘，性凉 归肝、肾、心经		

【制法】 以上药加水煎煮3次，滤汁去渣，西洋参、生晒参另煎，合并滤液，加热浓缩为膏，将烊化开的龟甲胶与木糖醇冲入清膏和匀，文火收膏。

【功效】 清泻胃热，通腑化浊。

【用法】 每次15～20g，每日两次，在两餐之间，用温开水冲服。

【注意事项】 忌生冷、辛辣、油腻滑肠之物，忌萝卜、茶叶、

中医 内分泌病证 调养膏方

咖啡等，感冒、发热、咳嗽、腹泻时停服。

（三）气滞痰瘀症

【症候】　形体肥胖，口唇发绀，胸闷气短，呼吸不畅，痰多，甚则恶心欲吐，白天嗜卧，甚至昏睡，健忘，夜寐多梦，烦躁，口干不欲饮。舌紫暗，苔薄或白腻而干，脉沉涩。

【治法】　化痰祛瘀。

膏方：血府逐瘀汤合二陈汤加减

【来源】　王清任《医林改错》。《医林改错》卷上："头痛，胸痛，胸不任物，胸任重物，天亮出汗，食自胸右下，心里热（名曰灯笼病），瞀闷，急躁，夜睡梦多，呃逆，饮水即呛，不眠，小儿夜啼，心跳心忙，夜不安，俗言肝气病，干呕，晚发一阵热。"

宋代太平惠民和剂局编写《太平惠民和剂局方》。治痰饮为患，或呕吐恶心，或头眩心悸，或中脘不快，或发为寒热，或因食生不和。半夏（汤洗七次）、橘红（各五两）、白茯苓（三两）、甘草（炙，一两半）上为咀。每服四钱，用水一钱，生姜七片，乌梅一个，同煎六分，去滓，热服，不拘时候。

【组成】　柴胡100g、枳实100g、半夏150g、白术100g、茯苓100g、胆南星100g、陈皮150g、当归100g、红花150g、赤芍100g、川芎100g、桃仁150g、丹参100g、鸡内金100g、神曲100g、山楂100g。西洋参50g、生晒参50g、阿胶200g、龟甲胶150g等。

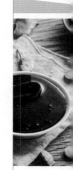

【图解】

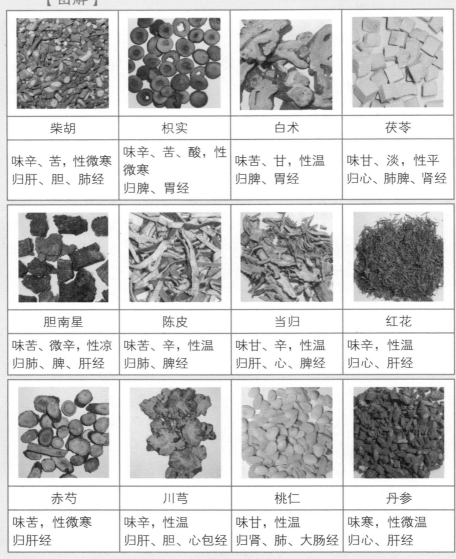

柴胡	枳实	白术	茯苓
味辛、苦，性微寒 归肝、胆、肺经	味辛、苦、酸，性微寒 归脾、胃经	味苦、甘，性温 归脾、胃经	味甘、淡，性平 归心、肺脾、肾经
胆南星	陈皮	当归	红花
味苦、微辛，性凉 归肺、脾、肝经	味苦、辛，性温 归肺、脾经	味甘、辛，性温 归肝、心、脾经	味辛，性温 归心、肝经
赤芍	川芎	桃仁	丹参
味苦，性微寒 归肝经	味辛，性温 归肝、胆、心包经	味甘，性温 归肾、肺、大肠经	味寒，性微温 归心、肝经

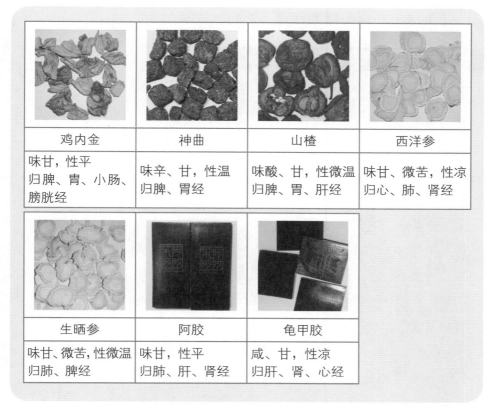

鸡内金	神曲	山楂	西洋参
味甘，性平 归脾、胃、小肠、膀胱经	味辛、甘，性温 归脾、胃经	味酸、甘，性微温 归脾、胃、肝经	味甘、微苦，性凉 归心、肺、肾经

生晒参	阿胶	龟甲胶
味甘、微苦，性微温 归肺、脾经	味甘，性平 归肺、肝、肾经	咸、甘，性凉 归肝、肾、心经

【制法】 以上药加水煎煮 3 次，滤汁去渣，西洋参、生晒参另煎，合并滤液，加热浓缩为膏，将烊化开的龟甲胶与木糖醇冲入清膏和匀，文火收膏。

【功效】 理气化痰，活血化瘀。

【用法】 每次 15～20g，每日两次，在两餐之间，用温开水冲服。

【注意事项】 忌生冷、辛辣、油腻滑肠之物，忌萝卜、茶叶、咖啡等，感冒、发热、咳嗽、腹泻时停服。

（四）脾肾阳虚症

【症候】 形体肥胖，畏寒肢冷，腰膝酸软或伴肢体浮肿，神疲乏力，腹胀纳呆，小便清长或尿少，大便溏薄，男子可见阳痿，女子白带清稀或见闭经，舌淡胖边有齿痕，苔薄白，脉沉细弱。此型多见于中老年患者。

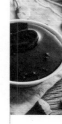

【治法】　温阳健脾补肾。

膏方：济生肾气丸合苓桂术甘汤加减

【来源】　《严氏济生方》肾气丸名别济生。车前牛膝合之成。（熟地黄四两、茯苓三两。山药、山茱萸、牡丹皮、泽泻、肉桂、车前子、牛膝各一两。附子五钱。蜜丸。空心米汤送下。）肤膨腹肿痰如壅。气化水自行。

《金匮要略》原书主治。《金匮要略·痰饮咳嗽病脉证并治》："心下有痰饮，胸胁支满，目眩，苓桂术甘汤主之。""夫短气有微饮，当从小便去之，苓桂术甘汤主之；肾气丸亦主之。"

【组成】　附子100g、肉桂100g、熟地黄200g、山药200g、山茱萸200g、补骨脂100g、淫羊藿100g、菟丝子200g、制精100g、党参100g、白术100g、茯苓200g、泽泻150g、车前子100g、薏苡仁200g、荷叶100g、柴胡100g、枳实100g、香附100g、赤芍100g、丹参100g、郁金100g、山楂100g、神曲100g、麦芽200g、炙甘草100g。红参50g、阿胶200g、鹿角胶150g等。

【图解】

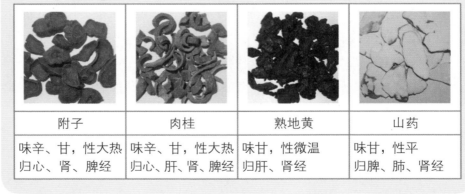

附子	肉桂	熟地黄	山药
味辛、甘，性大热 归心、肾、脾经	味辛、甘，性大热 归心、肝、肾、脾经	味甘，性微温 归肝、肾经	味甘，性平 归脾、肺、肾经

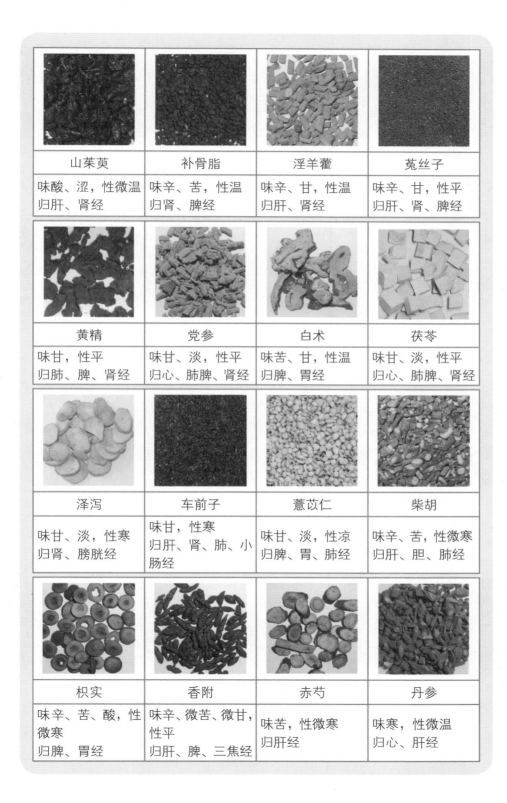

山茱萸	补骨脂	淫羊藿	菟丝子
味酸、涩，性微温 归肝、肾经	味辛、苦，性温 归肾、脾经	味辛、甘，性温 归肝、肾经	味辛、甘，性平 归肝、肾、脾经
黄精	党参	白术	茯苓
味甘，性平 归肺、脾、肾经	味甘、淡，性平 归心、肺脾、肾经	味苦、甘，性温 归脾、胃经	味甘、淡，性平 归心、肺脾、肾经
泽泻	车前子	薏苡仁	柴胡
味甘、淡，性寒 归肾、膀胱经	味甘，性寒 归肝、肾、肺、小肠经	味甘、淡，性凉 归脾、胃、肺经	味辛、苦，性微寒 归肝、胆、肺经
枳实	香附	赤芍	丹参
味辛、苦、酸，性微寒 归脾、胃经	味辛、微苦、微甘，性平 归肝、脾、三焦经	味苦，性微寒 归肝经	味寒，性微温 归心、肝经

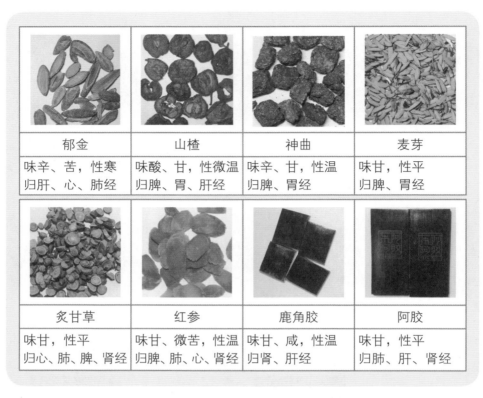

郁金	山楂	神曲	麦芽
味辛、苦，性寒 归肝、心、肺经	味酸、甘，性微温 归脾、胃、肝经	味辛、甘，性温 归脾、胃经	味甘，性平 归脾、胃经
炙甘草	红参	鹿角胶	阿胶
味甘，性平 归心、肺、脾、肾经	味甘、微苦，性温 归脾、肺、心、肾经	味甘、咸，性温 归肾、肝经	味甘，性平 归肺、肝、肾经

【制法】 以上药加水煎煮 3 次，滤汁去渣，红参另煎，合并滤液，加热浓缩为膏，将烊化开的鹿角胶与木糖醇冲入清膏和匀，文火收膏。

【功效】 健脾补肾，温阳化湿。

【用法】 每次 15~20g，每日两次，在两餐之间，用温开水冲服。

【注意事项】 忌生冷、辛辣、油腻滑肠之物，忌萝卜、茶叶、咖啡等，感冒、发热、咳嗽、腹泻时停服。

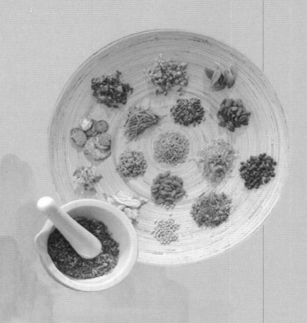

第七章

高脂血症调养膏方

血脂包括胆固醇（TC）、甘油三酯（TG）、脂肪酸和磷脂。血脂含量超过正常范围称为高脂血症，通常主要指血中总胆固醇（TC）、低密度脂蛋白胆固醇（LDL-C）和甘油三酯（TG）超过正常范围。由于血脂为脂溶性，大部分脂质必须与蛋白质结合为水溶性复合物才能转运代谢，故高脂血症又称为高脂蛋白血症。高脂血症是老年人常见病，与动脉粥样硬化、冠心病等心脑血管疾病密切相关。中医学虽无"高脂血症"的病名，但根据其发生和临床表现，属于中医学之"痰浊""湿阻""瘀血"等病症范畴。

一、临床表现

多数患者无明显症状和体征，患病时间较长的患者临床可出现一些表现，如头昏、视物昏花、脘腹痞闷、恶心、肢体沉重、胸闷心悸等，但缺乏特异性，临床亦可见黄色瘤、老年环、肝脾肿大、复发性胰腺炎等。

二、理化检查

血脂测定与分析决定高脂血症的诊断，一旦确诊应进一步寻找并发症，如动脉硬化、冠心病等。由于所采用的检测方法不同，各地制定的血脂异常诊断标准稍有差异。一般认为血清：TC＞5.18mmol/L，TG＞1.7mmol/L，HDL-C＜1.04mmol/L，LDL-C＞3.37mmol/L，为高脂血症：临床常根据血脂水平的变化分为四类：

1. 高胆固醇血症：主要为血清 TC 水平升高，TC＞5.18mmol/L；

2. 高甘油三酯血症：主要为血清 TG 水平升高，TG＞1.7mmol/L；

3. 混合型高脂血症：血清 TC 和 TG 水平都升高，TC＞5.18mmol/L，

中医内分泌病证调养膏方

TG > 1.7mmol/L；

4.低高密度脂蛋白血症：血清 HDL-C 水平降低，HDL-C < 1.04mmol/mmol/L。

三、辨证膏方

本病为本虚标实之证，主要为肾、肝、脾（胃）功能失调，其中以肾虚为本，痰、湿、瘀血为标。故临证时首辨脏腑病变所在，继则辨明标本虚实。治疗上扶正当以补肾、健脾、养肝为法，祛邪以化痰、除湿、活血化瘀为法，并可适当加入现代研究证实有降脂作用的药物，如绞股蓝、沙棘、蒲黄、刺五加、银杏叶、何首乌、决明子、大黄等。

（一）痰湿内阻

【症候】　胸脘满闷，倦怠乏力，胃纳呆滞，头晕身重，大便不畅，舌质淡胖，边有齿痕，舌苔白腻，脉濡滑。

【治法】　燥湿化痰。

膏方：香砂六君丸和二陈汤加减

【来源】　《重订通俗伤寒论》《太平惠民和剂局方》

【组成】　木香 100g、砂仁 100g、陈皮 100g、法半夏 100g、茯苓 200g、鸡内金 200g、山楂 150g、白扁豆 200g、淮山药 300g、荷叶 150g、泽泻 150g、赤芍 200g、黄柏 200g、香附 100g、黄芩 100g、葛根 200g、丹参 200g、续断 200g、杜仲 200g、竹茹 200g、当归 100g、生黄芪 300g、知母 300g。

【图解】

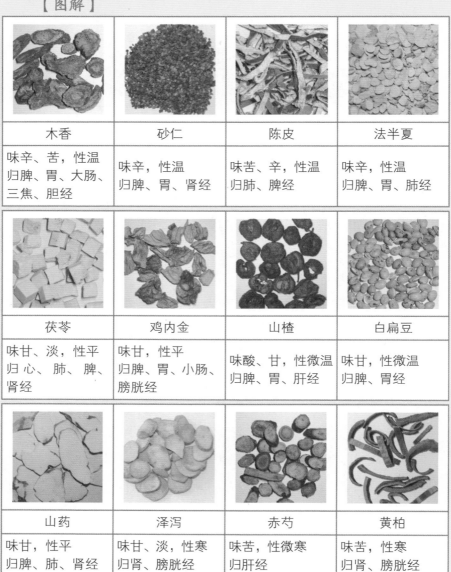

木香	砂仁	陈皮	法半夏
味辛、苦，性温 归脾、胃、大肠、三焦、胆经	味辛，性温 归脾、胃、肾经	味苦、辛，性温 归肺、脾经	味辛，性温 归脾、胃、肺经
茯苓	鸡内金	山楂	白扁豆
味甘、淡，性平 归心、肺、脾、肾经	味甘，性平 归脾、胃、小肠、膀胱经	味酸、甘，性微温 归脾、胃、肝经	味甘，性微温 归脾、胃经
山药	泽泻	赤芍	黄柏
味甘，性平 归脾、肺、肾经	味甘、淡，性寒 归肾、膀胱经	味苦，性微寒 归肝经	味苦，性寒 归肾、膀胱经

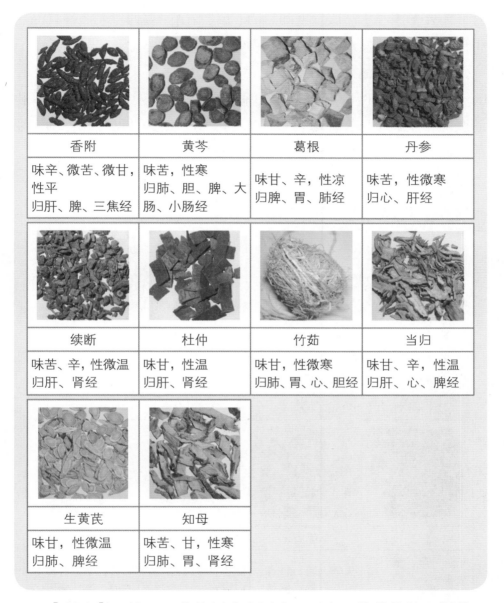

香附	黄芩	葛根	丹参
味辛、微苦、微甘，性平 归肝、脾、三焦经	味苦，性寒 归肺、胆、脾、大肠、小肠经	味甘、辛，性凉 归脾、胃、肺经	味苦，性微寒 归心、肝经
续断	杜仲	竹茹	当归
味苦、辛，性微温 归肝、肾经	味甘，性温 归肝、肾经	味甘，性微寒 归肺、胃、心、胆经	味甘、辛，性温 归肝、心、脾经
生黄芪	知母		
味甘，性微温 归肺、脾经	味苦、甘，性寒 归肺、胃、肾经		

【制法】 将以上药物用清水浸泡一昼夜。将药物放入同煎，以快火连煎三汁后，过滤，去渣取汁。再在文火上慢慢熬煎浓缩。

【功效】 健脾燥湿，化痰降脂。

【用法】 上述膏方于冬至前后开始服用，每次约25g，开水冲服，每日早晚各1次，共计服用50～60天。

【注意事项】 服食期间忌酒、烟、浓茶、咖啡、刺激性食品、生萝卜。感冒、发热、咳嗽、腹泻时停服。

（二）肝胆郁滞症

【症候】 性情抑郁，情绪不宁，善叹息，伴胸闷，少腹或胁肋胀痛，脘痞嗳气，泛酸苦水，大便不畅，妇女可见月经不调，经前乳胀、腹痛，舌淡，苔薄白，脉弦等症。

【治法】 疏肝解郁。

膏方：逍遥散合温胆汤加减

【组成】 枳实100g、郁金100g、赤芍200g、丹皮200g、山药300g、虎杖200g、栀子100g、枳壳100g、香附100g、麦冬200g、车前草300g、鱼腥草300g、陈皮100g、茯苓200g、泽泻200g、五味子100g、酸枣仁300g、柏子仁200g、黄精200g、当归200g、生黄芪300g、续断200g、桑寄生200g、太子参300g。

【图解】

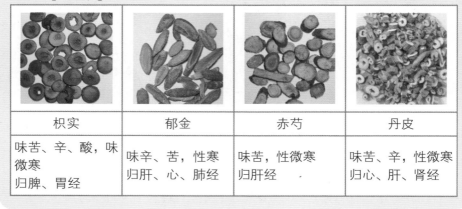

枳实	郁金	赤芍	丹皮
味苦、辛、酸，味微寒 归脾、胃经	味辛、苦，性寒 归肝、心、肺经	味苦，性微寒 归肝经	味苦、辛，性微寒 归心、肝、肾经

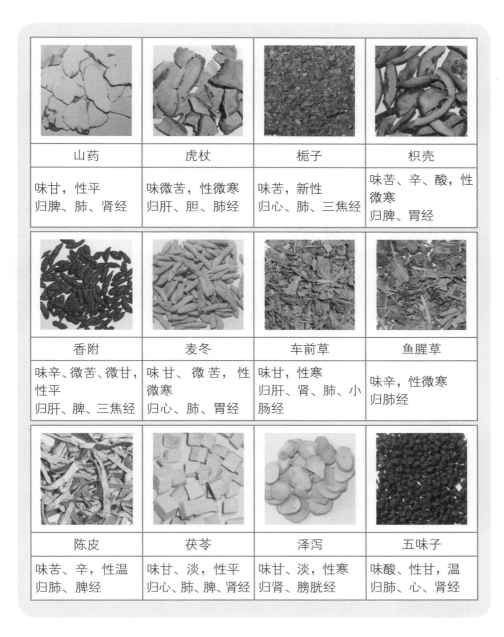

山药	虎杖	栀子	枳壳
味甘，性平 归脾、肺、肾经	味微苦，性微寒 归肝、胆、肺经	味苦，新性 归心、肺、三焦经	味苦、辛、酸，性微寒 归脾、胃经

香附	麦冬	车前草	鱼腥草
味辛、微苦、微甘，性平 归肝、脾、三焦经	味甘、微苦，性微寒 归心、肺、胃经	味甘，性寒 归肝、肾、肺、小肠经	味辛，性微寒 归肺经

陈皮	茯苓	泽泻	五味子
味苦、辛，性温 归肺、脾经	味甘、淡，性平 归心、肺、脾、肾经	味甘、淡，性寒 归肾、膀胱经	味酸、性甘，温 归肺、心、肾经

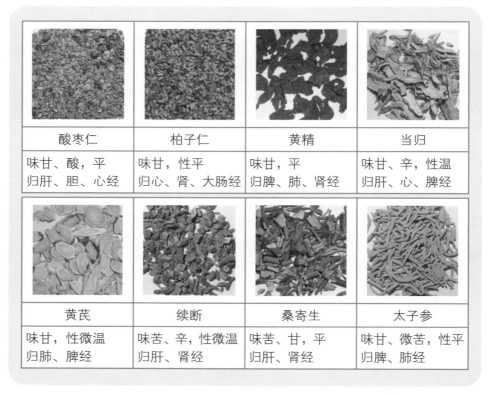

酸枣仁	柏子仁	黄精	当归
味甘、酸，平 归肝、胆、心经	味甘，性平 归心、肾、大肠经	味甘，平 归脾、肺、肾经	味甘、辛，性温 归肝、心、脾经

黄芪	续断	桑寄生	太子参
味甘，性微温 归肺、脾经	味苦、辛，性微温 归肝、肾经	味苦、甘，平 归肝、肾经	味甘、微苦，性平 归脾、肺经

【制法】　将以上药物用清水浸泡一昼夜。将药物放入同煎，以快火连煎三汁后，过滤去渣取汁。再在文火上慢慢熬煎浓缩。用木糖醇 400 克，趁热一同冲入药汁之中收膏，待其冷却后便可服用。

【功效】　疏肝解郁，利胆降脂。

【用法】　上述膏方于冬至前后开始服用，每次约 25g，开水冲服，每日早晚各 1 次，共计服用 50～60 天。

【注意事项】　服食期间忌酒、烟、浓茶、咖啡、刺激性食品、生萝卜。感冒、发热、咳嗽、腹泻时停服。

（三）肝肾阴虚

【症候】　腰膝酸软，口燥咽干，头晕耳鸣，右胁隐痛，手足心热，舌质红，少苔，脉弦细。

【治法】　滋水涵木。

中医
内分泌病证
调养膏方

膏方：六味地黄丸合一贯煎加减

【来源】 《小儿药证直决》《续名医类案》

【组成】 生地黄300g、熟地黄300g、女贞子300g、旱莲草300g、黄精300g、赤芍300g、白芍300g、山茱萸300g、桑椹子300g、五味子150g、酸枣仁300g、柏子仁300g、火麻仁300g、沙参200g、麦冬200g、石斛300g、菟丝子300g、刺五加300g、远志200g、山楂200g、鸡内金200g、太子参300g、党参200g、西洋参100g。

【图解】

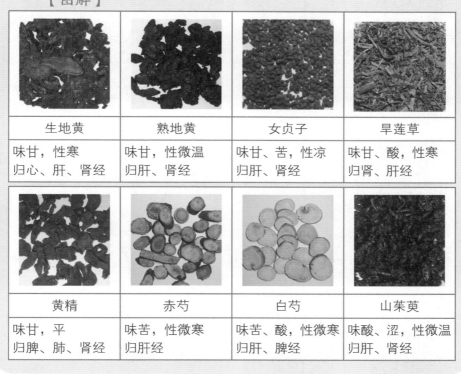

生地黄	熟地黄	女贞子	旱莲草
味甘，性寒 归心、肝、肾经	味甘，性微温 归肝、肾经	味甘、苦，性凉 归肝、肾经	味甘、酸，性寒 归肾、肝经
黄精	赤芍	白芍	山茱萸
味甘，平 归脾、肺、肾经	味苦，性微寒 归肝经	味苦、酸，性微寒 归肝、脾经	味酸、涩，性微温 归肝、肾经

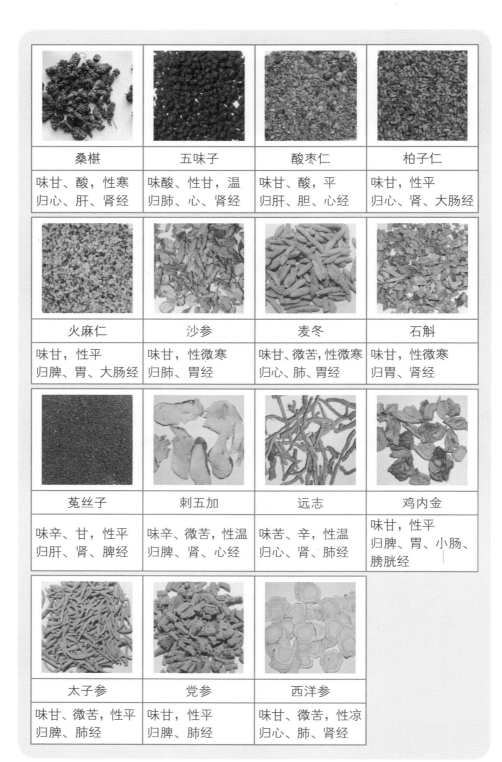

桑椹	五味子	酸枣仁	柏子仁
味甘、酸，性寒 归心、肝、肾经	味酸、性甘，温 归肺、心、肾经	味甘、酸，平 归肝、胆、心经	味甘，性平 归心、肾、大肠经
火麻仁	沙参	麦冬	石斛
味甘，性平 归脾、胃、大肠经	味甘，性微寒 归肺、胃经	味甘、微苦,性微寒 归心、肺、胃经	味甘，性微寒 归胃、肾经
菟丝子	刺五加	远志	鸡内金
味辛、甘，性平 归肝、肾、脾经	味辛、微苦，性温 归脾、肾、心经	味苦、辛，性温 归心、肾、肺经	味甘，性平 归脾、胃、小肠、膀胱经
太子参	党参	西洋参	
味甘、微苦，性平 归脾、肺经	味甘，性平 归脾、肺经	味甘、微苦，性凉 归心、肺、肾经	

【制法】　将以上药物用清水浸泡一昼夜。将除参类药物同煎，以快火连煎三汁后，过滤去渣取汁，再在文火上慢慢熬煎浓缩，西洋参、太子参另煎冲入。

【功效】　滋补肝肾，养阴降脂。

【用法】　上述膏方于冬至前后开始服用，每次约 25g，开水冲服，每日早晚各 1 次，共计服用 50～60 天。

【注意事项】　服食期间忌酒、烟、浓茶、咖啡、刺激性食品、生萝卜。感冒、发热、咳嗽、腹泻时停服。

（四）痰瘀互结

【症候】　眼睑处或有黄色瘤，头晕身重，胸胁胀闷，肢体麻木，口干纳呆，大便不爽，舌质暗红或紫暗，有瘀斑，苔白腻或浊腻，脉弦滑或细涩。

【治法】　活血祛瘀，化痰降脂。

膏方：二陈汤合血府逐瘀汤加减

【来源】　《太平惠民和剂局方》《医林改错》

【组成】　桃仁 200g、红花 100g、陈皮 100g、法半夏 200g、茯苓 200g、淮山药 300g、丹参 200g、赤芍 300g、蒲黄 200g、三七 100g、瓜蒌子 300g、昆布 100g、海藻 100g、川牛膝 200g、路路通 200g、郁金 100g、香附 100g、浙贝 300g、荷叶 100g、决明子 200g、生山楂 200g、薏苡仁 200g、蒲公英 200g。

【图解】

桃仁	红花	陈皮	法半夏
味苦、甘，性平 归心、肝、大肠经	味辛，性温 归心、肝经	味苦、辛，性温 归肺、脾经	味辛，性温 归脾、胃、肺经

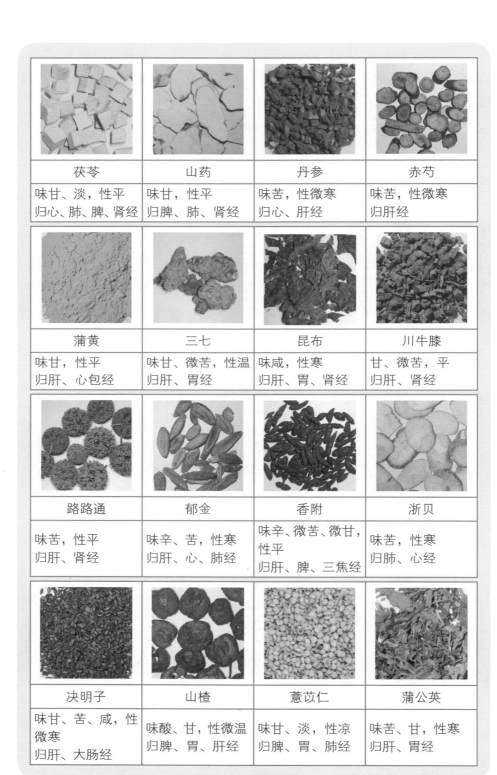

茯苓	山药	丹参	赤芍
味甘、淡，性平 归心、肺、脾、肾经	味甘，性平 归脾、肺、肾经	味苦，性微寒 归心、肝经	味苦，性微寒 归肝经
蒲黄	三七	昆布	川牛膝
味甘，性平 归肝、心包经	味甘、微苦，性温 归肝、胃经	味咸，性寒 归肝、胃、肾经	甘、微苦，平 归肝、肾经
路路通	郁金	香附	浙贝
味苦，性平 归肝、肾经	味辛、苦，性寒 归肝、心、肺经	味辛、微苦、微甘，性平 归肝、脾、三焦经	味苦，性寒 归肺、心经
决明子	山楂	薏苡仁	蒲公英
味甘、苦、咸，性微寒 归肝、大肠经	味酸、甘，性微温 归脾、胃、肝经	味甘、淡，性凉 归脾、胃、肺经	味苦、甘，性寒 归肝、胃经

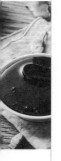

【制法】 将以上药物用清水浸泡一昼夜。将药物放入同煎，以快火连煎三汁后，过滤去渣取汁，再在文火上慢慢熬煎浓缩。

【功效】 活血祛瘀，化痰降脂。

【用法】 上述膏方于冬至前后开始服用，每次约 25g，开水冲服，每日早晚各 1 次，共计服用 50～60 天。

【注意事项】 服食期间忌酒、烟、浓茶、咖啡、刺激性食品、生萝卜。感冒、发热、咳嗽、腹泻时停服。

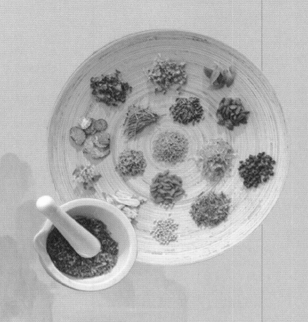

第八章

围绝经期综合征调养膏方

围绝经期综合征（Menopausal Syndrome，MPS）是指部分妇女在绝经前后或人工绝经后，出现性激素波动或减少所致的一系列以自主神经系统功能紊乱为主，伴有神经心理症状的一组症候群。包括躯体及精神心理症状。临床表现以烘热汗出、潮热面红、烦躁易怒、眩晕耳鸣、心悸失眠、腰背酸楚、面浮肢肿、皮肤蚁行感、情志不宁等为主。古代医籍无此病名记载，但有关本病的临床表现及治疗论述较多，依其临床表现的侧重不同，将其归属于中医学的"心悸""失眠""眩晕""头痛""脏躁""郁证""百合病""年老血崩"等范畴进行辨证施治。

一、临床表现

月经紊乱或绝经时间出现烘热汗出，或情绪改变是该病主要症状。月经周期改变是围绝经期出现最早的临床症状。潮热、出汗，是血管舒缩功能不稳定的表现，是绝经期综合征最突出的特征性症状。次要症状可以表现为：①腰背酸痛、头晕耳鸣；②胁肋疼痛、乳房胀痛、头痛；③心悸怔忡、心烦不宁、失眠多梦；④手足心热、阴道干灼热感、性交痛，口干便秘；⑤腰背冷痛、形寒肢冷、精神萎靡、面浮肢肿、性欲淡漠、小便清长、夜尿多等。围绝经期综合征中最典型的症状是潮热、潮红。围绝经期综合征多发生于45~55岁，90%的妇女可出现轻重不等的症状，有人在绝经过渡期症状已开始出现，持续到绝经后2~3年，少数人可持续到绝经后5~10年症状才有所减轻或消失。人工绝经者往往在手术后2周即可出现围绝经期综合征，术后2个月达高峰，持续2年之久。

二、理化检查

（1）在 40 岁以上妇女，月经紊乱或绝经同时出现以下三组症状：①典型的血管舒缩功能不稳定症状，如潮热、汗出、胸闷、心悸等；②精神神经症状，如抑郁、焦虑、烦躁、易激动等；③泌尿生殖道萎缩症状，如阴道干烧灼感、性交痛、尿频尿急、反复泌尿道感染等。

（2）促卵泡激素升高或正常，雌二醇水平降低或正常，促黄体生成素升高。

（3）阴道细胞学检查：阴道脱落细胞涂片中所见底层及中层细胞为主，显示雌激素水平低落。

（4）超声检查：①子宫附件彩超：体积缩小，内膜变薄，绝经后内膜 ≤ 4mm。②卵巢超声：体积缩小，卵泡闭锁、消失。

三、辨证膏方

本病病位在肝肾，辨证以正虚为要，间或有气滞、血瘀等标实的情况。病机多为阴阳失调，天癸衰竭，肝肾两虚，治则当以调理阴阳，补益肝肾、疏理冲任为主，兼顾调和气血，平衡阴阳，同时注意心理疏导和精神安慰，消除抑郁焦虑等不良情绪。

（一）肝肾阴虚症

【症候】　经断前后，头晕耳鸣，腰酸腿软，烘热汗出，五心烦热，失眠多梦，口燥咽干，或皮肤瘙痒，月经周期紊乱，量少或多，经色鲜红，舌红苔少，脉细数。

【治法】　滋肾益阴，育阴潜阳。

膏方：知柏地黄丸加减

【来源】　《景岳全书》。

【组成】　女贞子 400g、旱莲草 400g、赤芍 300g、白芍 300g、生地黄 400g、熟地黄 400g、桑寄生 400g、桑椹子 400g、黄精

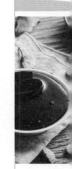

300g、何首乌300g、五味子150g、山茱萸200g、郁金100g、香附100g、知母300g、黄柏150g、淡竹叶100g、莲子心100g、淮山药200g、石斛200g、刺五加300g、灵芝300g、远志200g、百合200g、合欢花150g、绿萼梅150g、胡桃肉300g。

【图解】

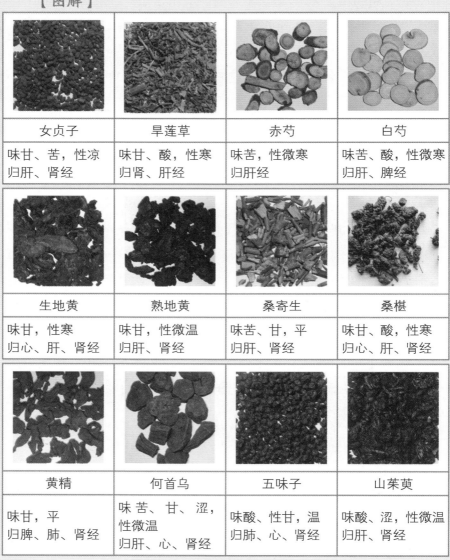

女贞子	旱莲草	赤芍	白芍
味甘、苦，性凉 归肝、肾经	味甘、酸，性寒 归肾、肝经	味苦，性微寒 归肝经	味苦、酸，性微寒 归肝、脾经
生地黄	熟地黄	桑寄生	桑椹
味甘，性寒 归心、肝、肾经	味甘，性微温 归肝、肾经	味苦、甘，平 归肝、肾经	味甘、酸，性寒 归心、肝、肾经
黄精	何首乌	五味子	山茱萸
味甘，平 归脾、肺、肾经	味苦、甘、涩，性微温 归肝、心、肾经	味酸、性甘，温 归肺、心、肾经	味酸、涩，性微温 归肝、肾经

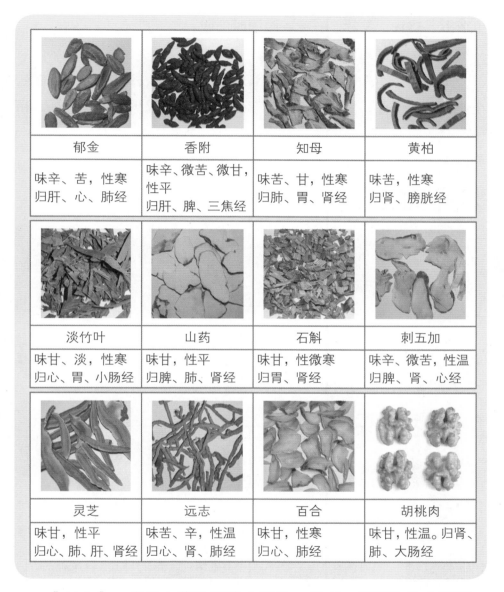

郁金	香附	知母	黄柏
味辛、苦，性寒 归肝、心、肺经	味辛、微苦、微甘，性平 归肝、脾、三焦经	味苦、甘，性寒 归肺、胃、肾经	味苦，性寒 归肾、膀胱经
淡竹叶	山药	石斛	刺五加
味甘、淡，性寒 归心、胃、小肠经	味甘，性平 归脾、肺、肾经	味甘，性微寒 归胃、肾经	味辛、微苦，性温 归脾、肾、心经
灵芝	远志	百合	胡桃肉
味甘，性平 归心、肺、肝、肾经	味苦、辛，性温 归心、肾、肺经	味甘，性寒 归心、肺经	味甘，性温。归肾、肺、大肠经

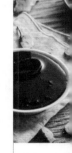

【制法】　将以上药物用清水浸泡一昼夜，将药物放入同煎，以快火连煎三汁后，过滤，去渣取汁。

【功效】　滋肾养阴，安神除烦。

【用法】　上述膏方于冬至前后开始服用，每次约 25g，开水冲服，每日早、晚各 1 次，共计服用 50～60 天。

【注意事项】　服食期间忌酒、烟、浓茶、咖啡、刺激性食品、生萝卜。感冒、发热、咳嗽、腹泻时停服。

（二）脾肾阳虚型

【症候】　经断前后，头晕耳鸣，腰痛，腹冷阴坠，形寒肢冷，小便频数或失禁，带下量多，月经不调，量多或少，色淡质稀，精神萎靡，面色晦暗，舌淡，苔白滑，脉沉细而迟。

【治法】　温补肾阳。

膏方：右归丸加减

【来源】　《景岳全书》。

【组成】　党参500g、白术500g、白茯苓300g、炙黄芪300g、淫羊藿500g、续断400g、补骨脂500g、菟丝子400g、薏苡仁300g、扁豆400g、陈皮100g、浙贝母300g、郁金200g、香附200g、竹茹200g、法半夏200g、鸡血藤300g、干姜60g、附片60g、肉桂30g、熟地黄500g、黄精500g、刺五加300g、灵芝300g、麻黄根300g、芡实200g、金樱子300g。

【图解】

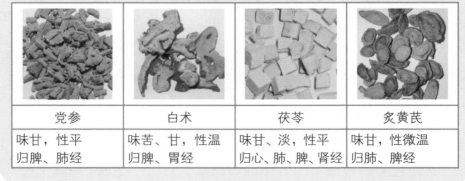

党参	白术	茯苓	炙黄芪
味甘，性平 归脾、肺经	味苦、甘，性温 归脾、胃经	味甘、淡，性平 归心、肺、脾、肾经	味甘，性微温 归肺、脾经

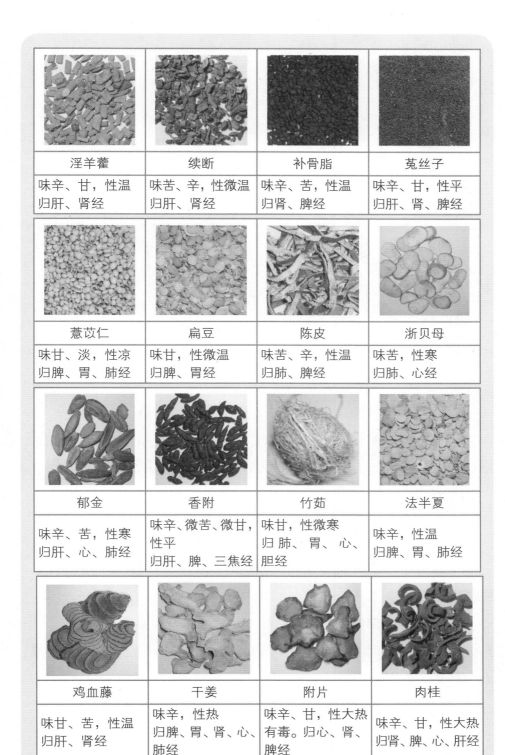

淫羊藿	续断	补骨脂	菟丝子
味辛、甘，性温 归肝、肾经	味苦、辛，性微温 归肝、肾经	味辛、苦，性温 归肾、脾经	味辛、甘，性平 归肝、肾、脾经
薏苡仁	扁豆	陈皮	浙贝母
味甘、淡，性凉 归脾、胃、肺经	味甘，性微温 归脾、胃经	味苦、辛，性温 归肺、脾经	味苦，性寒 归肺、心经
郁金	香附	竹茹	法半夏
味辛、苦，性寒 归肝、心、肺经	味辛、微苦、微甘，性平 归肝、脾、三焦经	味甘，性微寒 归肺、胃、心、胆经	味辛，性温 归脾、胃、肺经
鸡血藤	干姜	附片	肉桂
味甘、苦，性温 归肝、肾经	味辛，性热 归脾、胃、肾、心、肺经	味辛、甘，性大热 有毒。归心、肾、脾经	味辛、甘，性大热 归肾、脾、心、肝经

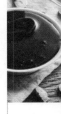

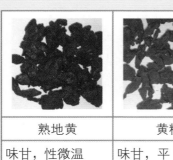		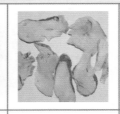	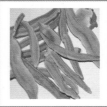
熟地黄	黄精	刺五加	灵芝
味甘，性微温 归肝、肾经	味甘，平 归脾、肺、肾经	味辛、微苦，性温 归脾、肾、心经	味甘，性平 归心、肺、肝、肾经
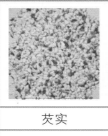	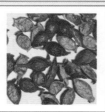		
芡实	金樱子		
甘、涩、平 归脾、肾经	味酸、甘、涩，性平 归肾、膀胱、大肠经		

【制法】 将以上药物用清水浸泡一昼夜，将药物放入同煎，以快火连煎三汁后，过滤，去渣取汁，再在文火上慢慢熬煎浓缩。

【功效】 温肾壮阳，填精养血。

【用法】 上述膏方于冬至前后开始服用，每次约 25g，开水冲服，每日早、晚各 1 次，共计服用 50~60 天。

【注意事项】 服食期间忌酒、烟、浓茶、咖啡、刺激性食品、生萝卜。感冒、发热、咳嗽、腹泻时停服。

（三）肾阴阳俱虚

【症候】 时而畏寒恶风，时而潮热汗出，腰酸乏力，头晕耳鸣，五心烦热，舌红，苔薄，脉沉细。

【治法】 阴阳双补。

膏方：二仙汤合二至丸加减

【来源】 《妇产科学》《摄生众妙方》

【组成】 人参100g、党参150g、生黄芪150g、炙黄芪150g、巴戟天90g、仙茅100g、淫羊藿150g、怀牛膝100g、柴胡90g、赤芍150g、糯稻根150g、川芎90g、知母60g、黄柏60g、玫瑰花60g、月季花60g、香附90g、枳壳90g、旱莲草60g、女贞子60g、菟丝子60g、青皮90g、白术150g、白芍150g、陈皮90g、甘草60g、郁金90g、当归150g、茯苓150g、生、熟薏苡仁各200g、莲子肉200g。

【图解】

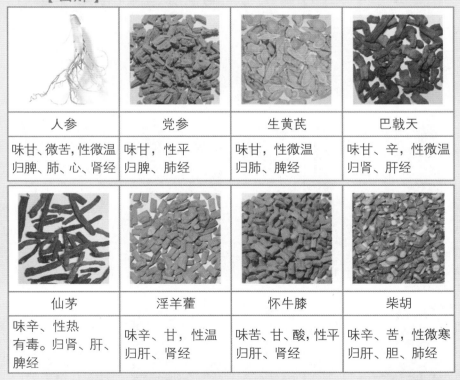

人参	党参	生黄芪	巴戟天
味甘、微苦,性微温 归脾、肺、心、肾经	味甘，性平 归脾、肺经	味甘，性微温 归肺、脾经	味甘、辛，性微温 归肾、肝经
仙茅	淫羊藿	怀牛膝	柴胡
味辛、性热 有毒。归肾、肝、脾经	味辛、甘，性温 归肝、肾经	味苦、甘、酸,性平 归肝、肾经	味辛、苦，性微寒 归肝、胆、肺经

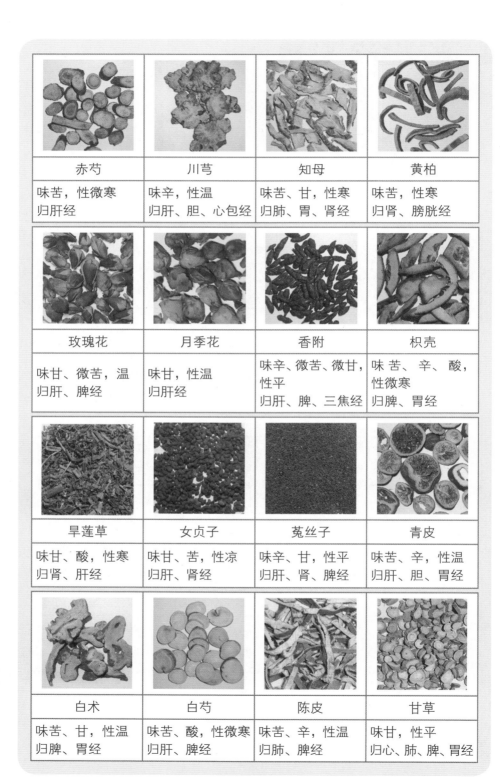

赤芍	川芎	知母	黄柏
味苦，性微寒 归肝经	味辛，性温 归肝、胆、心包经	味苦、甘，性寒 归肺、胃、肾经	味苦，性寒 归肾、膀胱经
玫瑰花	月季花	香附	枳壳
味甘、微苦，温 归肝、脾经	味甘，性温 归肝经	味辛、微苦、微甘，性平 归肝、脾、三焦经	味苦、辛、酸，性微寒 归脾、胃经
旱莲草	女贞子	菟丝子	青皮
味甘、酸，性寒 归肾、肝经	味甘、苦，性凉 归肝、肾经	味辛、甘，性平 归肝、肾、脾经	味苦、辛，性温 归肝、胆、胃经
白术	白芍	陈皮	甘草
味苦、甘，性温 归脾、胃经	味苦、酸，性微寒 归肝、脾经	味苦、辛，性温 归肺、脾经	味甘，性平 归心、肺、脾、胃经

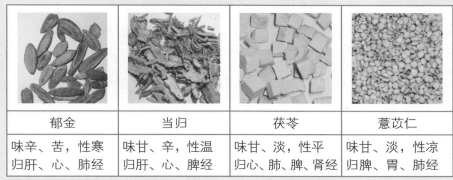

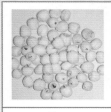			
郁金	当归	茯苓	薏苡仁
味辛、苦，性寒 归肝、心、肺经	味甘、辛，性温 归肝、心、脾经	味甘、淡，性平 归心、肺、脾、肾经	味甘、淡，性凉 归脾、胃、肺经
莲子			
味甘、涩，性平 归脾、肾、心经			

【制法】　将以上药物用清水浸泡一昼夜，将除人参外的其他药物放入同煎，以快火连煎三汁后，过滤，去渣取汁，再在文火上慢慢熬煎浓缩，人参另煎冲入，趁热一同冲入药汁之中收膏，待其冷却后便可服用。

【功效】　补肾扶阳，滋肾养血。

【用法】　上述膏方于冬至前后开始服用，每次约 25g，开水冲服，每日早、晚各 1 次，共计服用 50～60 天。

【注意事项】　服食期间忌酒、烟、浓茶、咖啡、刺激性食品、生萝卜。感冒、发热、咳嗽、腹泻时停服。

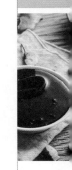